全国中医药行业高等教育"十四五"规划教材
全国高等中医药院校规划教材（第十一版）配套用书

# 组织学与胚胎学实验教程

（新世纪第四版）

（供中医学、针灸推拿学、中西医临床医学、护理学、
康复治疗学等专业用）

主　编　汪　涛（天津中医药大学）

U0272717

中国中医药出版社

·北　京·

**图书在版编目（CIP）数据**

组织学与胚胎学实验教程 / 汪涛主编 .—4 版 .—北京：中国中医药出版社，2022.6（2023.11重

全国中医药行业高等教育"十四五"规划教材配套用书

ISBN 978-7-5132-7570-5

Ⅰ .①组… Ⅱ .①汪… Ⅲ .①人体组织学—实验—高等学校—教材 ②人体胚胎

学—实验—高等学校—教材 Ⅳ .① R32-33

中国版本图书馆 CIP 数据核字（2022）第 067341 号

---

**中国中医药出版社出版**

北京经济技术开发区科创十三街 31 号院二区 8 号楼

邮政编码 100176

传真 010-64405721

三河市同力彩印有限公司印刷

各地新华书店经销

开本 787×1092 1/16 印张 7.75 字数 174 千字

2022 年 6 月第 4 版 2023 年 11 月第 3 次印刷

书号 ISBN 978-7-5132-7570-5

定价 38.00 元

网址 www.cptcm.com

**服 务 热 线** 010-64405510 　　微信服务号 **zgzyycbs**

**购 书 热 线** 010-89535836 　　微商城网址 **https://kdt.im/LIdUGr**

**维 权 打 假** 010-64405753 　　天猫旗舰店网址 **https://zgzyycbs.tmall.com**

如有印装质量问题请与本社出版部联系（010-64405510）

全国中医药行业高等教育"十四五"规划教材
全国高等中医药院校规划教材（第十一版）配套用书

# 《组织学与胚胎学实验教程》编委会

主　审　周忠光（黑龙江中医药大学）

主　编　汪　涛（天津中医药大学）

副主编　王晓玲（天津中医药大学）

　　　　谢璐霜（成都中医药大学）

　　　　王　琦（河南中医药大学）

　　　　丁　宁（河北中医学院）

　　　　翁　静（首都医科大学）

　　　　李迎秋（湖南中医药大学）

编　委　（以姓氏笔画为序）

　　　　王　东（滨州医学院）

　　　　王　旭（辽宁中医药大学）

　　　　王　媛（山东中医药大学）

　　　　王文奇（长春中医药大学）

　　　　王晓慧（黑龙江中医药大学）

　　　　刘　霞（贵州中医药大学）

　　　　刘向国（安徽中医药大学）

　　　　刘建春（山西中医药大学)

　　　　刘爱军（广州中医药大学）

　　　　江　澍（福建中医药大学）

　　　　许瑞娜（湖北中医药大学）

　　　　李　健（北京中医药大学）

李　静（重庆医科大学）

杨恩彬（云南中医药大学）

陈力群（天津大学）

陈彦文（甘肃中医药大学）

范　妤（陕西中医药大学）

赵飞兰（广西中医药大学）

赵英侠（上海中医药大学）

葛菲菲（南京中医药大学）

楼航芳（浙江中医药大学）

# 编写说明

组织学与胚胎学是重要的医学基础课程，是对人体微细结构的认识和学习，是医学的主干课，其学习内容由理论和实验两部分组成。组织学与胚胎学的实验教学是提高医学课程教学质量的重要环节和手段，为此我们编写了本配套用书《组织学与胚胎学实验教程》，旨在与教材的教学内容相配合。本配套用书由来自27所医学院校的富有教学经验的一线教师撰写，其内容具有以下几个方面的特点。

1. 编写内容本着配合实验教学，层次分明，不求"大而全"，力求简捷实用。

2. 同《组织学与胚胎学》教材编排顺序一致，教学内容同步，全部彩色印刷，便于实验教学过程中学生的学习使用。

3. 每章节均包含实验目的、实验内容、思考题三部分，有的章节尚有示教内容等，便于学生同步实习和复习，系统掌握知识点。

4. 在原有精选实验及示教所需的标本切片（铺片、涂片、磨片或压片）、胚胎模型、畸形标本等基础上，利用最新的数字显微镜拍摄新的切片视图，使镜下结构清晰逼真、栩栩如生地呈现，为形态学教学提供第一手资料。

5. 针对图片中的主要结构都进行了精准的标识并加以注释，图题注明染色方法和放大倍数，方便学生自学。

本配套用书的编写分工：王晓慧第一章，刘建春第二章，王琦第三章第一节，赵英侠第三章第二节，汪涛、陈力群第三章第三节，楼航芳第四章，王旭第五章，李迎秋第六章，李健第七章，陈彦文第八章，王晓玲第九章第一节，范妤第九章第二节，刘霞第十章，刘爱军第十一章，李静第十二章，翁静第十三章，王东第十四章，丁宁第十五章，刘向国第十六章，杨恩彬第十七章及第十九章第一节，王媛第十八章，葛菲菲第十九章第二节及第三节，谢璐霜第十九章第四节，江澍第十九章第五节及第二十章，王文奇、许瑞娜、赵飞兰负责审核组织切片图。

在各位编委老师的共同努力下，《组织学与胚胎学实验教程》的编写工作结束了，在此感谢在编写中给予支持和帮助的专家、同仁们。本书如有不妥之处，恳请广大读者提出宝贵意见，以便于今后进一步完善。

本配套用书可供高等医药类院校的学生、执业医师资格考试人员、成人教育学生及其他相关人员使用，希望给大家带来帮助，为后续课程学习打下扎实的专业知识基础。

《组织学与胚胎学实验教程》编委会

2022 年 4 月

# 目 录

## 上篇　组织学

第一章　绪论 ············· 1
　一、实验目的 ········· 1
　二、实验内容 ········· 1
　三、思考题 ··········· 5

第二章　上皮组织 ········· 6
　一、实验目的 ········· 6
　二、实验内容 ········· 6
　三、示教内容 ········· 10
　四、电镜照片 ········· 11
　五、思考题 ··········· 11

第三章　结缔组织 ········· 12
第一节　固有结缔组织 ··········· 12
　一、实验目的 ········· 12
　二、实验内容 ········· 12
　三、示教内容 ········· 14
　四、思考题 ··········· 14
第二节　软骨与骨 ········· 14
　一、实验目的 ········· 14
　二、实验内容 ········· 14
　三、示教内容 ········· 16
　四、思考题 ··········· 16

第三节　血液 ············· 17
　一、实验目的 ········· 17
　二、实验内容 ········· 17
　三、示教内容 ········· 19
　四、电镜照片 ········· 19
　五、思考题 ··········· 19

第四章　肌组织 ··········· 20
　一、实验目的 ········· 20
　二、实验内容 ········· 20
　三、示教内容 ········· 21
　四、思考题 ··········· 22

第五章　神经组织 ········· 23
　一、实验目的 ········· 23
　二、实验内容 ········· 23
　三、示教内容 ········· 25
　四、思考题 ··········· 26

第六章　神经系统 ········· 27
　一、实验目的 ········· 27
　二、实验内容 ········· 27
　三、示教内容 ········· 30
　四、思考题 ··········· 31

第七章　循环系统 ········· 32
　一、实验目的 ········· 32
　二、实验内容 ········· 32

三、示教内容 ………… 35
四、思考题 …………… 35

## 第八章 免疫系统 …………… 36
一、实验目的 …………… 36
二、实验内容 …………… 36
三、示教内容 …………… 40
四、思考题 …………… 40

## 第九章 消化系统 …………… 41
### 第一节 消化管 …………… 41
一、实验目的 …………… 41
二、实验内容 …………… 41
三、示教内容 …………… 45
四、思考题 …………… 46

### 第二节 消化腺 …………… 46
一、实验目的 …………… 46
二、实验内容 …………… 46
三、示教内容 …………… 50
四、思考题 …………… 51

## 第十章 呼吸系统 …………… 52
一、实验目的 …………… 52
二、实验内容 …………… 52
三、示教内容 …………… 54
四、思考题 …………… 55

## 第十一章 泌尿系统 …………… 56
一、实验目的 …………… 56
二、实验内容 …………… 56
三、示教内容 …………… 58
四、思考题 …………… 58

## 第十二章 皮肤 …………… 59
一、实验目的 …………… 59
二、实验内容 …………… 59
三、示教内容 …………… 61
四、思考题 …………… 62

## 第十三章 眼和耳 …………… 63
一、实验目的 …………… 63
二、实验内容 …………… 63
三、示教内容 …………… 67
四、思考题 …………… 68

## 第十四章 内分泌系统 …………… 69
一、实验目的 …………… 69
二、实验内容 …………… 69
三、示教内容 …………… 72
四、思考题 …………… 72

## 第十五章 男性生殖系统 …………… 73
一、实验目的 …………… 73
二、实验内容 …………… 73
三、示教内容 …………… 75
四、思考题 …………… 75

## 第十六章 女性生殖系统 …………… 76
一、实验目的 …………… 76
二、实验内容 …………… 76
三、示教内容 …………… 80
四、思考题 …………… 81

# 下篇 胚胎学

## 第十七章 胚胎学绪论 …………… 82

## 第十八章 胚胎学总论 …………… 83
一、实验目的 …………… 83
二、实验内容 …………… 83
三、示教内容 …………… 96
四、思考题 …………… 96

## 第十九章 胚胎学各论 …………… 98
### 第一节 颜面、口腔和颈的发生 … 98
一、实验目的 …………… 98

二、实验内容 …………………… 98

三、示教内容 …………………… 99

四、思考题 ……………………… 99

第二节 消化系统和呼吸系统的
发生 ……………………… 100

一、实验目的 …………………… 100

二、实验内容 …………………… 100

三、示教内容 …………………… 101

四、思考题 ……………………… 101

第三节 泌尿系统和生殖系统的
发生 ……………………… 102

一、实验目的 …………………… 102

二、实验内容 …………………… 102

三、示教内容 …………………… 104

四、思考题 ……………………… 104

第四节 心血管系统的发生 …… 104

一、实验目的 …………………… 104

二、实验内容 …………………… 104

三、示教内容 …………………… 108

四、思考题 ……………………… 108

第五节 中枢神经系统和眼、
耳及四肢的发生 ……… 108

一、实验目的 …………………… 108

二、实验内容 …………………… 108

三、思考题 ……………………… 110

第二十章 先天性畸形 ………… 111

一、实验目的 …………………… 111

二、实验内容 …………………… 111

三、思考题 ……………………… 113

# 上篇 组织学

# 第一章 绪 论 ▷▷▷▷

组织学与胚胎学均属医学形态学课程，因而实验课是教学过程中必不可少的重要环节。实验课的目的是观察显微镜下正常人体的微细结构，巩固和验证理论课知识；同时，通过学生动手操作，重点培训学生使用显微镜观察标本切片及绘图技能，培养学生在实践中发现问题、分析问题和独立解决问题的能力，逐步树立严谨的科学态度和良好的工作作风。

为了实现或达到实验课教学目标，每次实验课前应复习好本次实验内容的相关理论课知识，了解实验目的、内容、要求等。实验课中，应特别注意教师的引导性提示，完成规定实验内容后，应及时总结，完成实验报告。

## 一、实验目的

1. 熟悉显微镜的结构。
2. 掌握光学显微镜的使用方法。
3. 熟悉所观察标本的注意事项。
4. 了解显微镜的维护。
5. 了解组织学石蜡切片标本的制备过程。

## 二、实验内容

### （一）正确使用光学显微镜

在医学形态学研究领域中，显微镜是最常用的精密仪器之一。通过实验课的学习，要求学生能正确而熟练地应用光学显微镜观察标本。

光学显微镜使用要点包括以下方面（图1–1）。

**1. 调线** 如所用的显微镜镜筒是单筒直竖式，可先调整镜筒的斜度，以方便观察为宜。调整时，需一手按住镜座，另一手缓缓向后倾斜镜臂；如所用的是双筒显微镜，应依据自己的瞳孔距离，调整好两目镜间距。

**2. 对光** 将低倍物镜对准载物台正中的圆孔，依次调节以下装置。

（1）反光镜 转动反光镜，使其朝向光源。如光源为日光，应避开直射光线；若自带光源，则省略此装置。

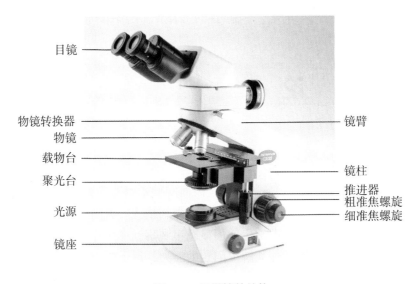

目镜

物镜转换器
物镜
载物台
聚光台

光源

镜座

镜臂

镜柱

推进器
粗准焦螺旋
细准焦螺旋

**图 1-1  显微镜的结构**

（2）光栅 调整光栅开孔的大小。需较强光时应将开孔调大，需弱光时应缩小。

（3）聚光器 调节聚光器的位置高低。聚光器上升时视野较明亮，下降时则较暗，但有些显微镜的聚光器是固定的或无聚光器。若带电源灯光装置，则需调整灯光的强弱度。

**3. 低倍镜观察**

（1）完成对光后，升高镜筒或下移载物台，标本放置于载物台上，并用片夹固定，将观察的组织或器官移至载物台圆孔正中。注意应使标本有盖玻片的一面向上。

（2）最初几次观察时，可按生物学中规定的方法操作。待较熟练后，可按以下方法操作：用左眼观察目镜内的视野，缓缓转动粗准焦螺旋，使镜筒缓缓下降（或载物台缓缓升高），至所观察的图像清晰为止。

**4. 高倍镜观察**

（1）在转换高倍镜观察前，应先将低倍镜下需要放大的部分移至视野正中。

（2）在转换高倍镜时应缓慢细心。大多数显微镜可在低倍镜观察图像清晰的基础上直接换高倍镜，不需上升镜筒。但有些显微镜的高倍镜规格较长，则不能直接转换，应按以下方法操作：将镜筒升高（或载物台降低）后换高倍镜，用肉眼从显微镜侧面观察，使镜头距标本 2～3mm 的位置为佳。

（3）缓慢前、后转动细准焦螺旋，至图像清晰为止。多数显微镜转换高倍镜后，仅稍稍调节细准焦螺旋就能得到清楚的图像。注意在用高倍镜观察时，不可用粗准焦螺旋调节，否则极易损坏镜头和标本。

（4）如视野不甚明亮，可再略上升聚光器、调整光栅或调整光源（灯光）强度。

（5）如反复调节细准焦螺旋仍得不到清楚的图像，此时应检查标本的盖玻片一面是否向上（如标本的盖玻片一面向下，则不能在高倍镜下观察清楚）。

（6）观察完毕时，务必先将高倍镜转换成低倍镜或升高镜筒（下移载物台）之后，方可取下标本，否则同样易损坏镜头和标本。

### （二）显微镜观察方法及维护

**1. 显微镜观察方法**　单筒镜用左眼观察，左手操纵粗细调节旋钮调整焦距，右手控制推进器、绘图或记录，右眼配合右手工作。双筒镜观察时应同时睁开双眼，记录时左手操纵调节焦距，右手控制推进器、绘图或记录，左眼观察右侧目镜，右眼配合右手工作。

**2. 显微镜维护**

（1）搬动显微镜时，须一手持镜臂，另一手托镜座，切勿单手提镜，前后摆动，以致目镜或反光镜脱落坠地，造成损坏。

（2）显微镜须经常保持清洁。金属部分可用绸布擦净。镜头不洁时，只能用擦镜纸擦拭，不可用其他物品代替，更不可用手指抹擦。

（3）细准焦螺旋不能代替粗准焦螺旋使用。

（4）观察液体标本时，载物台不可倾斜。

（5）显微镜使用后，须将物镜及时转离载物台中央的圆孔，将载物台或镜筒降至最低位置，并将显微镜放回原处或遮盖好。

（6）显微镜属精密仪器，其所有部件均不得拆卸或互相调换。若发生故障应及时报告教师，不能自行拆卸或修理。

### （三）组织学石蜡切片标本制备

石蜡切片标本制备的主要步骤如下。

**1. 取材**　取材是指从机体获取所观察的器官、组织及细胞的过程。取材的直径应小于 0.5cm 为宜，过大不利于固定。由于细胞本身所含的酶和细菌的作用，致使细胞和组织在离体或机体死亡后，可迅速发生自溶和解体。因此，取材后须尽快将其进行固定，以保持组织细胞内原有的结构和成分。

**2. 固定**　常用固定方法是用化学凝固剂，使组织和细胞的结构凝固沉淀而定形。常用的固定剂有甲醛、乙醇等。现有的化学固定剂并不能使细胞内所有的成分和结构均保持生活时原状。常用的固定剂主要是使蛋白质固定，而细胞内其他成分大多不能保存。由于固定及其他原因，组织细胞出现某些并非原有的结构，称人工假象。

**3. 脱水**　固定后的组织块仍含水分，故不能直接包埋。因而在包埋前须经乙醇脱水，常采用梯度脱水方法，即用 50% 乙醇逐步过渡到 100% 乙醇溶液。

**4. 透明** 脱水后的组织块，还需用可溶于包埋剂的溶剂浸透（透明）。常用的透明剂如二甲苯。

**5. 包埋** 目的是把组织包在较硬的物质中，便于切片。常用的包埋剂是石蜡或火棉胶。

**6. 切片** 在专用的切片机上进行。切片的厚度因需要而定，一般在 5～10μm。这样的切片很薄，且与多数细胞的厚度接近，便于观察。

**7. 染色** 染色的目的是使组织和细胞的各种结构染上不同的颜色，形成反差便于观察。苏木精（hematoxylin）–伊红（eosin）染色法常称 HE 染色。被碱性染料（苏木精）着色的结构，称嗜碱性，如细胞核被苏木精着色后呈紫蓝色；被酸性染料（伊红）着色的结构，称嗜酸性，如细胞质被伊红着色后呈粉红色。

**8. 封片** 染色后的标本应用树胶予以封片，以便长期观察与保存。

### （四）注意事项

显微镜下所见的结构常与理论内容不完全一致，其原因主要有以下几方面，也是学生观察标本时必须注意之处。

**1. 人工假象的产生** 由于制片中所用的固定剂不同，细胞内保留的成分也不相同，故镜下所见的图像和生活状态时的结构并不完全相同，如脂肪细胞的脂滴不能保存时，则呈空泡状；不同组织间因脱水出现的空隙等，故观察标本时必须了解标本制备过程。

**2. 形态与功能的关系** 形态结构决定生理功能，两者密切相关。学习时要主动联系，反复思考，融会贯通。如巨噬细胞不规则的外形和胞质内大量溶酶体的结构特点，与其具有趋化性、游走性及吞噬溶解异物的功能相关联；由于内分泌细胞（腺）产生的激素需通过血液循环运输，因此内分泌器官中分布有丰富的毛细血管。

**3. 动态与静态的关系** 我们所观察的切片标本是有机体生命活动过程中某一瞬间的静态图像，而生活状态下的组织细胞则处于动态变化之中。因此，学习时要将静态图像与实际动态变化相结合。

**4. 平面与立体的关系** 通常显微镜下所见组织切片标本中的图像，都是组织细胞二维平面结构。某一物体从不同的视角观察，可得到不同的图形（球形除外），由于标本制作时切片的方向、角度的随机性，故切片标本中的组织细胞可因切面部位、方向、角度的不同而呈现不同的图像。如肝小叶的立体结构为六角棱柱状，以其长轴纵切则呈长柱状，若以其长轴横切则呈六角形；某一组织因切面部位不同，造成镜下有的细胞有细胞核，有的则没有细胞核。因此，观察切片标本时，要将所见二维平面结构与实际三维立体结构相联系，逐步建立动态、虚拟的立体思维方式或概念，有利于实验内容与理论内容相吻合。

**5. 理论与实践的关系** 组织学是以描述为主的形态学科，在理论课学习的基础上，学生通过实验课自己动手观察、分析、比较切片标本，可有效加强理论内容的理解和记忆。故实验课是提高学生动手能力和培养发现问题、分析问题和解决问题能力的重要环节，学习时应充分了解实验课的重要性，以达到理论、实践全面收获的教学效果。

（五）实验室要求

参加实验课的学生必须遵守实验室各项规章制度，保持室内安静，爱护公物，如有物品损坏要赔偿，注意卫生，按时完成作业等。

若使用数码互动实验室，则要求按正确步骤关闭电脑，关闭电源。离开实验室前，注意检查门、窗、水、电，注意安全。

## 三、思考题

1. 何谓 HE 染色？何谓人工假象？
2. 试述低倍镜及高倍镜使用操作方法的异同点。
3. 试述组织学石蜡切片标本制备的主要流程。

# 第二章　上皮组织 ▷▷▷▷

## 一、实验目的

1. 掌握单层柱状上皮、假复层纤毛柱状上皮、复层扁平上皮的形态结构特点。
2. 熟悉单层扁平上皮、单层立方上皮、变移上皮的结构特点。
3. 了解腺上皮和腺。
4. 了解微绒毛、纤毛、基膜的分布、结构及功能。

## 二、实验内容

上皮组织一般分布在体表或有腔器官的内表面，因此，在观察上皮时，须在器官的内面或外面寻找。

### （一）单层柱状上皮（simple columnar epithelium）

取材于动物小肠，石蜡切片，HE 染色。

**1. 肉眼观察**　切片为长条状，呈紫蓝色部分的一面为小肠腔面的黏膜部分，其余呈粉红色部分为小肠壁的其他组织。

**2. 低倍镜观察**　小肠黏膜伸出许多较长的指状突起为小肠绒毛，绒毛表面为单层柱状上皮（图 2-1），但切片中常见有多层细胞排成复层形状，这是上皮的斜切面或绒毛的横切面所致。选择切面比较规则、排列比较整齐的部位后，换高倍镜观察。

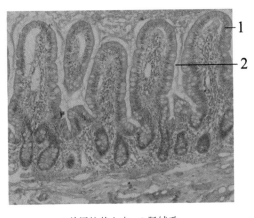

1 单层柱状上皮　2 肠绒毛

图 2-1　单层柱状上皮（HE 染色　低倍）

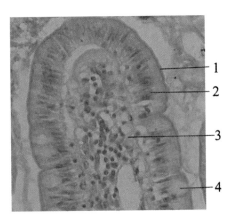

1 纹状缘　2 柱状细胞　3 结缔组织　4 杯状细胞

图 2-2　单层柱状上皮（HE 染色　高倍）

**3. 高倍镜观察**

（1）柱状细胞 细胞排列紧密，呈细长柱状，核椭圆形，位于细胞的基部，染成紫蓝色。细胞质染成粉红色，细胞游离面有一红染线条状结构，即为纹状缘。视野光线调暗时，纹状缘更清晰。

（2）杯状细胞 杯状细胞位于柱状细胞之间，细胞顶部膨大为椭圆形，染色浅似空泡状，底部较细窄部分可见深染的细胞核，呈三角形或半圆形（图2-2）。

## （二）单层扁平上皮 （simple squamous epithelium）

取材于脾，也可取于小肠。石蜡切片，HE染色。

**1. 肉眼观察** 可见脾或小肠外表面被膜较为光滑。

**2. 低倍镜观察** 脾或小肠外表面有一层蓝色、排列整齐的细胞核（侧面观），即单层扁平上皮的细胞核（图2-3）。

**3. 高倍镜观察** 可见单层扁平上皮侧面的细胞核呈扁平椭圆形，核周围有少量细胞质（图2-4）。

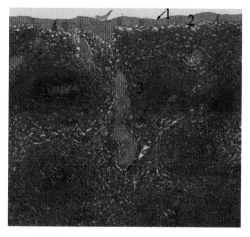 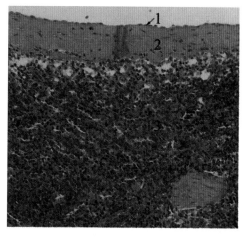

1 单层扁平上皮 2 被膜结缔组织 3 脾实质
**图 2-3 单层扁平上皮（HE 染色 低倍）**

1 单层扁平上皮 2 被膜结缔组织 3 脾实质
**图 2-4 单层扁平上皮（HE 染色 高倍）**

## （三）单层立方上皮 （simple cuboidal epithelium）

取材于甲状腺，石蜡切片，HE染色。

**1. 肉眼观察** 表面为被膜，实质部分可见许多红色小团块，即为甲状腺滤泡。

**2. 低倍镜观察** 切片内可见许多大小不等的甲状腺滤泡，呈圆形或不规则形，由单层立方上皮围成，滤泡腔内均匀红染的为胶质（图2-5）。

**3. 高倍镜观察** 滤泡上皮细胞长宽相等，核圆形，位于细胞中央（图2-6）。

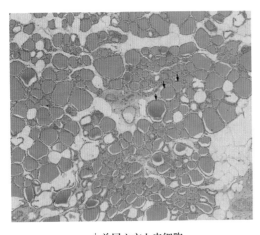

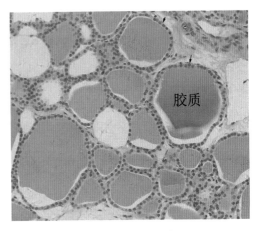

↓单层立方上皮细胞

**图 2-5 单层立方上皮（HE 染色 低倍）**

↓单层立方上皮细胞

**图 2-6 单层立方上皮（HE 染色 高倍）**

## （四）假复层纤毛柱状上皮（pseudostratified ciliated columnar epithelium）

取材于气管，石蜡切片，HE 染色。

**1. 肉眼观察** 为气管的横断面，腔面蓝紫色的为假复层纤毛柱状上皮。

**2. 低倍镜观察** 沿着管腔挑选完整而清晰的气管黏膜观察。假复层纤毛柱状上皮表面和基底面较平整，但核的位置高低不齐（图 2-7）。

**3. 高倍镜观察** 将黏膜的上皮放大，可见大部分是柱状细胞，细胞游离面较宽，有极细的纤毛，细胞底部较窄；梭形细胞夹杂在柱状细胞底部之间，基底部有一些矮小的锥形细胞。由于细胞核不在同一平面，因此，在切面上显出几层排列的核，看似复层上皮，实为单层上皮。上皮与结缔组织分界处基膜明显，呈粉红色长条状（图 2-8）。

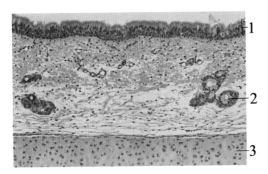

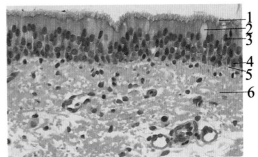

1 上皮　2 小腺体　3 透明软骨

1 纤毛　2 杯状细胞　3 柱状细胞
4 锥形细胞　5 基膜　6 结缔组织

**图 2-7 假复层纤毛柱状上皮（HE 染色 低倍）**　**图 2-8 假复层纤毛柱状上皮（HE 染色 高倍）**

## （五）复层扁平上皮（stratified squamous epithelium）

取材于食管，石蜡切片，HE 染色。

**1. 肉眼观察** 为食管的横断面，管腔表面被覆有染成紫色的上皮层。

**2. 低倍镜观察** 复层扁平上皮是由多层的细胞所组成，其下方的结缔组织形成圆锥形的乳头伸入上皮，因此上皮的基底面凹凸不平（图 2-9）。

**3. 高倍镜观察** 靠近基底层的一层细胞排列较整齐，细胞为立方或矮柱状，细胞界限不清；核卵圆形，位于细胞基部，嗜碱性强，染色深。中间部分的细胞为多边形，细胞界限逐渐清楚。表面为扁平细胞，核扁平（图 2-10）。

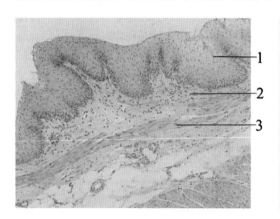
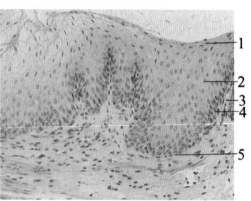
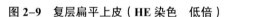

1 复层扁平上皮　2 结缔组织　3 平滑肌

**图 2-9　复层扁平上皮（HE 染色　低倍）**

1 扁平细胞　2 多边形细胞　3 结缔组织乳头
4 基底细胞　5 基膜

**图 2-10　复层扁平上皮（HE 染色　高倍）**

## （六）变移上皮（transitional epithelium）

取材于人的膀胱，石蜡切片，HE 染色。

**1. 肉眼观察** 比较膀胱壁厚度，较薄的为膀胱充盈状态，较厚的为膀胱空虚（收缩）状态。

**2. 低倍镜观察** 充盈状态的膀胱上皮较平整，空虚（收缩）状态的膀胱上皮不整齐，细胞层次较多（图 2-11、图 2-13）。

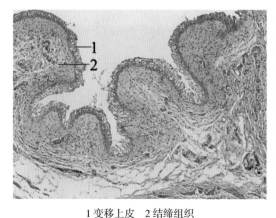
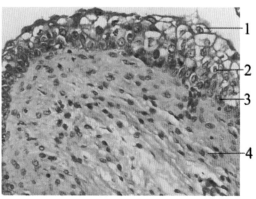

1 变移上皮　2 结缔组织

**图 2-11　变移上皮收缩状态（HE 染色　低倍）**

1 表层细胞　2 中间层细胞　3 基底层细胞　4 结缔组织

**图 2-12　变移上皮收缩状态（HE 染色　高倍）**

**3. 高倍镜观察**　收缩状态的膀胱上皮表层的细胞较大，称壳细胞，细胞游离面的胞质浓缩，故嗜酸性较强，呈深红色。有的壳细胞内可见双核。上皮中间部为几层多边形细胞，基底部为一层较小的细胞，细胞核着色较深（图 2-12）。扩张状态的膀胱上皮变薄，细胞层数减少，形态变扁（图 2-14）。

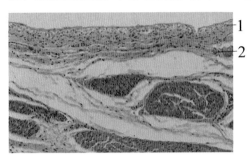

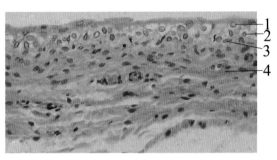

1 变移上皮　2 结缔组织

**图 2-13　变移上皮扩张状态（HE 染色　低倍）**

1 表层细胞　2 中间层细胞　3 基底层细胞　4 结缔组织

**图 2-14　变移上皮扩张状态（HE 染色　高倍）**

## 三、示教内容

### （一）单层扁平上皮（表面观）

取材于肠系膜，铺片，镀银染色。

**高倍镜观察**　可见多边形细胞紧密相连，细胞界限呈棕黑色的锯齿状，细胞中央卵圆形明亮区为未着色的细胞核（图 2-15）。

### （二）腺上皮和腺泡

取材于下颌下腺，石蜡切片，HE 染色。

**高倍镜观察**　可见许多圆形泡状结构为腺泡，浆液性腺泡细胞着色较红，核圆形，位于基底部；黏液性腺泡细胞着色较浅，核扁圆形，位于细胞基底部；混合性腺泡以黏液性细胞为主，浆液性细胞少，常见黏液性腺泡末端有几个浆液性细胞，在切片中呈半月形结构，称浆半月（图 2-16）。

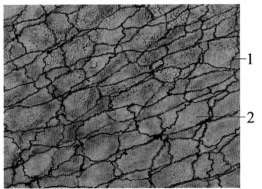

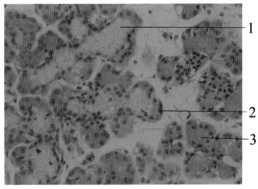

1 细胞间界限　2 扁平细胞

**图 2-15　单层扁平上皮（镀银染色　高倍）**

1 黏液性腺泡　2 浆半月　3 浆液性腺泡

**图 2-16　下颌下腺（HE 染色　高倍）**

## 四、电镜照片

### （一）微绒毛和细胞连接

见主教材图 2-15。

### （二）纤毛

见主教材图 2-16。

## 五、思考题

1. 镜下如何区分假复层纤毛柱状上皮与复层扁平上皮？
2. 膀胱收缩状态和扩张状态上皮有何变化？镜下如何分辨？
3. 镜下如何区分黏液性腺泡和浆液性腺泡？

# 第三章 结缔组织 ▷▷▷

# 第一节 固有结缔组织

## 一、实验目的

1. 掌握疏松结缔组织各种纤维、细胞的形态结构特点、分布及功能。

2. 了解脂肪组织和网状组织的基本结构。

## 二、实验内容

### （一）疏松结缔组织铺片 (stretched preparation of loose connective tissue)

取材于小鼠肠系膜，特殊染色。

制片：为显示疏松结缔组织中巨噬细胞的形态特点，在活体小鼠皮下注射台盼蓝染料，小鼠存活数日后处死，取其肠系膜，用分离针分离平铺于玻片上，经固定、脱水和混合染色后即可在镜下观察。该铺片在光镜下可见有两种纤维（胶原纤维、弹性纤维）和肥大细胞、巨噬细胞、成纤维细胞。

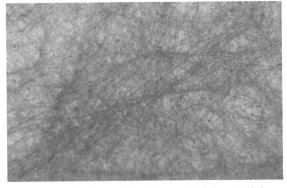

图 3-1 疏松结缔组织铺片（特殊染色 低倍）

**1. 肉眼观察** 铺片呈紫红色不规则组织块。

**2. 低倍镜观察** 选择薄而较透明的部位观察（图 3-1）。可见许多很细的交织排列的纤维和散在的深染的细胞。

**3. 高倍镜观察** 选择纤维较分散、细胞较多的部位观察（图 3-2）。

（1）纤维 较粗的条索状纤维是胶原纤维，呈波浪状，染成粉红色。混杂在胶原纤维之间较细的紫色纤维即为弹性纤维。弹性纤维常为单条直行，有分支，交织成网，断端常卷曲。网状纤维用浸银法可显示，故此片看不到。上述纤维之间有散在的细胞成分。

（2）细胞 可见成纤维细胞、巨噬细胞和肥大细胞（图 3-2）。

①成纤维细胞：数量最多。其细胞核呈浅蓝色椭圆形，胞核中有1～2个核仁。细胞质染色很浅，隐约可见淡红色的细胞轮廓，有的细胞质模糊不清。

②巨噬细胞：细胞轮廓清楚，形态多样，呈卵圆形或不规则形；细胞核小，着色深，胞质中可见吞噬的紫蓝色台盼蓝染料颗粒，颗粒大小分布不均。

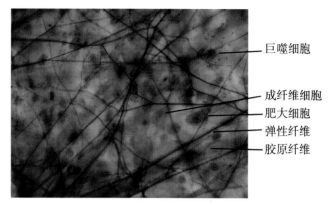

巨噬细胞
成纤维细胞
肥大细胞
弹性纤维
胶原纤维

**图 3-2 疏松结缔组织铺片（特殊染色 高倍）**

③肥大细胞：细胞胞体呈圆形或卵圆形，胞质中充满着色深且粗大的具有异染性的嗜碱性颗粒（因颗粒太密集而不易分辨），颗粒呈紫蓝色。

## （二）致密结缔组织切片（section of loose connective tissue）

取材于动物肌腱，HE 染色。

**1. 肉眼观察** 标本呈粉红色长条形。

**2. 低倍镜观察** 由大量粗大而平行排列的胶原纤维束组成。

**3. 高倍镜观察** 细胞较少（图 3-3），位于纤维束之间，成扁椭圆形，称腱细胞。

## （三）脂肪组织（adipose tissue）

取材于人指皮或头皮，HE 染色。

**1. 肉眼观察** 切片呈长方形，根据染色深浅分三部分。着色最深的一面为表皮，靠近表皮的浅染区是真皮（为不规则致密结缔组织），真皮深层染色更浅的部分是皮下组织，由大量脂肪组织和少量疏松结缔组织构成。

**2. 低倍镜观察** 找到圆形空泡状的脂肪细胞。许多空泡状的脂肪细胞聚集成团，被结缔组织包裹形成脂肪小叶。

**3. 高倍镜观察** 脂肪细胞较大，呈圆形、椭圆形或多边形。胞质呈空泡状，胞核及少量胞质被挤到细胞一侧（图 3-4）。红染处为结缔组织。

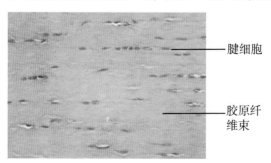

腱细胞

胶原纤维束

**图 3-3 致密结缔组织（HE 染色 高倍）**

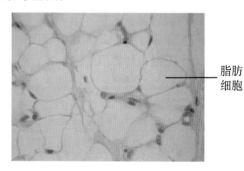

脂肪细胞

**图 3-4 脂肪组织（HE 染色 高倍）**

## 三、示教内容

### 网状组织（reticular tissue）

取材于动物的淋巴结，镀银染色。

**1. 肉眼观察**　标本呈不规则形，染成棕黑色。

**2. 低倍镜观察**　染成棕黑色的丝状结构即网状纤维。

**3. 高倍镜观察**　网状纤维染成黑色，细而分支多，交织成网状（图3-5）。

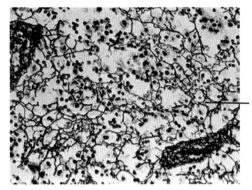

网状纤维

图3-5　网状组织（银染　高倍）

## 四、思考题

1. 疏松结缔组织铺片与切片的制作方法有何不同？

2. 疏松结缔组织铺片的染色方法与HE染色有何不同？

# 第二节　软骨与骨

## 一、实验目的

1. 熟悉透明软骨及骨的光镜结构特点。

2. 了解弹性软骨和纤维软骨的光镜结构特点。

## 二、实验内容

### （一）透明软骨（hyaline cartilage）

取材于人的肋软骨或气管软骨环，HE染色。

**1. 低倍镜观察**　由软骨组织周围向中心观察（图3-6）。

（1）软骨膜　为覆盖于软骨表面的一层致密结缔组织，染成粉红色，软骨膜内层可见梭形的小细胞，即骨祖细胞。

（2）基质　均质状，呈嗜碱性，主要为软骨黏蛋白，染成淡蓝色，其内可见凹陷的小腔，即软骨陷窝。

（3）软骨细胞　形态大小不等，近软骨膜处为幼稚细胞，呈扁圆形，单个分布；软骨深部细胞为椭圆形、圆形，且常三五成群存在，为同源细胞群。

**2. 高倍镜观察**　常因在制片过程中，软骨细胞收缩，使软骨细胞与软骨陷窝壁之间出现腔隙，故软骨陷窝清晰可见，其内有软骨细胞。若软骨细胞脱落，则只留有一个空腔。软骨深处的软骨细胞周围，基质含硫酸软骨素较多，显示强嗜碱性的环，呈深蓝色，称软骨囊（图3-7）。软骨囊内的软骨细胞常收缩为三角形并与其分离。

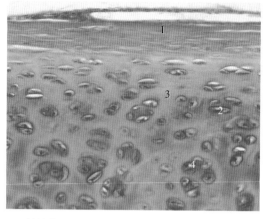
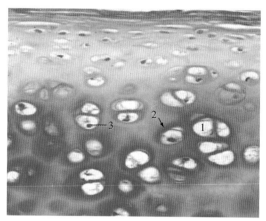

1 软骨膜　2 软骨细胞　3 软骨基质　4 同源细胞群
**图 3-6　透明软骨（HE 染色　低倍）**

1 软骨陷窝　2 软骨囊　3 软骨细胞核
**图 3-7　透明软骨（HE 染色　高倍）**

## （二）骨磨片（ground section of bone）

取材于人的长骨骨干，大力紫浸染。

**1. 肉眼观察**　大力紫浸染的骨磨片呈紫蓝色。

**2. 低倍镜观察**　骨磨片表面及内腔面分别有平行排列的外环骨板和内环骨板，内、外环骨板之间可见许多呈同心圆排列的结构，即骨单位（哈弗斯系统）。每个骨单位的中央有一管腔为中央管，管腔内沉积着紫色的染料，哈弗斯骨板围绕中央管呈同心圆排列。中央管之间相连的管道为穿通管。骨单位之间可见一些不规则的骨板即间骨板。在每个骨单位表面，有折光性较强的黏合线（图3-8）。

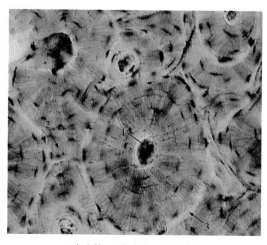
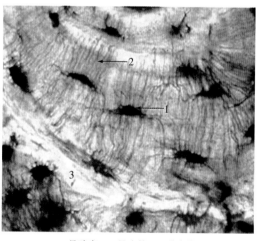

1 中央管　2 间骨板　3 黏合线
**图 3-8　骨磨片（大力紫染色　低倍）**

1 骨陷窝　2 骨小管　3 黏合线
**图 3-9　骨磨片（大力紫染色　高倍）**

**3. 高倍镜观察** 选择一个结构完整而清晰的骨单位进行观察。在数层呈同心圆排列的哈弗斯骨板及其他骨板内或骨板间，有许多椭圆形的骨陷窝（因其中有染料而呈紫蓝色）。骨陷窝向四周伸出许多细线样的骨小管，相邻骨陷窝之间的骨小管彼此相通（图3-9）。但骨小管在黏合线以内返折，不与相邻骨单位的骨小管相通。

## 三、示教内容

### （一）弹性软骨

取材于人或动物的耳郭，弹性染色。

**高倍镜观察** 可见软骨细胞数量较多，排列较密集，细胞之间的基质内含大量呈紫蓝色的弹性纤维，相互交织成网（图3-10）。

### （二）纤维软骨

取材于人的椎间盘，HE染色。

**高倍镜观察** 可见胶原纤维数量多，红染且平行或交叉排列。软骨细胞较少，位于纤维束之间，常成行排列（图3-11）。

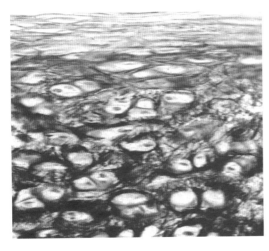

↑软骨细胞

图3-10 弹性软骨 （弹性染色 高倍）　　图3-11 纤维软骨 （HE染色 高倍）

## 四、思考题

1. 软骨组织的结构特点如何？
2. 三种软骨有哪些主要区别？
3. 骨组织的结构特点如何？镜下可观察到骨组织的哪些结构？

# 第三节 血 液

## 一、实验目的

1. 掌握血细胞的形态结构特点。
2. 熟悉网织红细胞的结构特点。
3. 了解血涂片制作过程。

## 二、实验内容

### 血涂片（blood smear）

取材于人的外周血，瑞特（Wright）染色。

制片方法：消毒后，用采血针刺破耳垂或指尖，取一张洁净的载玻片，在一端蘸取少量血液，置于另一张载玻片上呈45°角均匀推成一薄层血膜即可。待血涂片干燥后，用特种铅笔画出两条平行线。在两线之间滴加瑞特（Wright）染液，静置1～2分钟后，滴加等量蒸馏水或缓冲液与染液混合，再放置5～15分钟，水洗至粉红色，待干燥后透明封固，即可观察。若时间不允许，可用现有标本观察。

**1. 肉眼观察** 标本呈红色均匀的薄膜状。

**2. 低倍镜观察** 选择涂片最薄处，即细胞比较分散且不重叠的地方观察。可见大量粉红色、无核的红细胞，其间散布着体积较大、核被染成紫蓝色的白细胞（图3-12）。

**3. 高倍镜或油镜观察** 根据细胞形态特点辨别各种血细胞及血小板。

（1）红细胞 数量最多，为小而圆的无核细胞，染成粉红色。在涂片上多属正面观，中央染色较浅（图3-13）。

（2）白细胞 在涂片中有紫蓝色细胞核的细胞，即是白细胞。

①中性粒细胞：占全部白细胞总数的50%～70%，最易看到。细胞体积较红细胞大，核分2～5叶，细胞质中含有细小且分布均匀的粉红色或浅紫色的颗粒（图3-13）。

②嗜酸性粒细胞：细胞较少，占白细胞总数的0.5%～3%，在标本中较难找到。细胞较中性粒细胞大，核通常分为2叶，如八字形，也可见3叶。细胞质中含有红色、均匀的粗大颗粒（图3-14）。

③嗜碱性粒细胞：数目很少，占白细胞总数的0～1%，在标本中很少见到。细胞大小与中性粒细胞相似，核形状不规则，细胞质中含有被染成紫蓝色且大小不等的颗粒（图3-15）。

④淋巴细胞：数目较多，占白细胞总数的25%～30%，细胞大小不等，最多见的为小淋巴细胞，其大小与红细胞相似，核圆形，一侧常有浅凹，被染成深蓝色，占细

的大部。细胞质很少，呈一窄环，围在核的边缘，被染成天蓝色（图 3-16）。

　　⑤单核细胞：数目较少，占白细胞总数的 3%～8%。细胞直径 18～20μm，是正常血液中最大的血细胞。核呈马蹄形、肾形或不规则形，少数细胞核呈球形，染色较浅。细胞质丰富，呈淡灰蓝色，含细小的嗜天青颗粒（图 3-17）。

　　（3）血小板　为形状不规则的小体，中央含有深紫色的嗜碱性颗粒，周边着色较浅。血小板多聚合成群，也可散在分布于红细胞之间（图 3-13、图 3-15）。

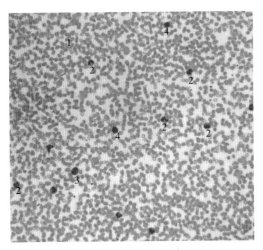

1 红细胞　2 中性粒细胞　3 嗜酸性粒细胞　4 淋巴细胞

**图 3-12　血涂片（Wright 染色　低倍）**

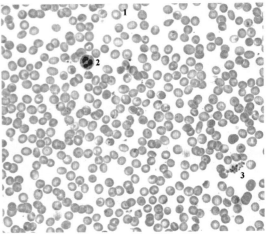

1 红细胞　2 中性粒细胞　3 血小板

**图 3-13　中性粒细胞（Wright 染色　高倍）**

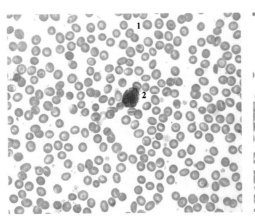

1 红细胞　2 嗜酸性粒细胞

**图 3-14　嗜酸性粒细胞（Wright 染色　高倍）**

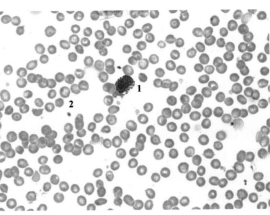

1 嗜碱性粒细胞　2 血小板

**图 3-15　嗜碱性粒细胞（Wright 染色　高倍）**

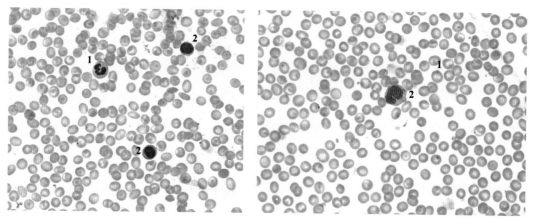

1 中性粒细胞　2 中淋巴细胞

**图 3-16　淋巴细胞（Wright 染色　高倍）**

1 红细胞　2 单核细胞

**图 3-17　单核细胞（Wright 染色　高倍）**

## 三、示教内容

### （一）网织红细胞

见主教材图 3-24。

### （二）嗜碱性粒细胞

见主教材图 3-27。

## 四、电镜照片

**1. 中性粒细胞**　见主教材图 3-26。

**2. 嗜酸性粒细胞**　见主教材图 3-28。

**3. 单核细胞**　见主教材图 3-31。

## 五、思考题

1. 简述镜下红细胞的形态结构特点。

2. 简述镜下各种白细胞的形态结构特点。

# 第四章 肌组织 ▷▷▷▷

## 一、实验目的

1. 掌握骨骼肌纤维光镜下的形态结构特点。
2. 熟悉心肌纤维光镜下的形态结构特点。
3. 了解平滑肌纤维光镜下的形态结构。

## 二、实验内容

### (一) 骨骼肌 (skeletal muscle)

取材于动物骨骼肌，HE染色。

**1. 肉眼观察** 可见两条长短不等的、红染的骨骼肌组织，长者为纵切面，短者为横切面。

**2. 低倍镜观察** 分别观察纵切面和横切面的肌纤维排列方式，肌纤维间可见着色较浅的结缔组织，为肌内膜（图4-1A）。横切面的肌纤维呈圆形或多边形，核呈卵圆形，位于肌膜内侧，肌原纤维呈点状分布于肌纤维内（图4-1B）。

**3. 高倍镜观察** 纵切面的肌纤维呈长带状，可见明暗相间的横纹，核呈卵圆形或杆状，位于肌膜下面（图4-2）。

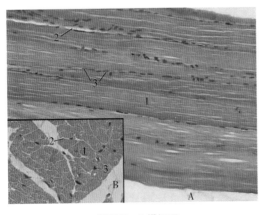

A 纵切面　B 横切面
1 肌纤维　2 肌内膜　3 肌细胞核
图4-1 骨骼肌（HE染色　低倍　左下角为高倍）

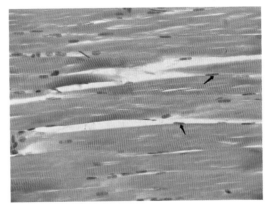

↑肌细胞核

图4-2 骨骼肌（HE染色　高倍）

## （二）心肌（cardiac muscle）

取材于动物左心壁，HE 染色。

**1. 肉眼观察**　红染的为心肌组织。

**2. 低倍镜观察**　注意区分纵、横切面的心肌纤维。纵切面的肌纤维有分支，肌纤维周围的少量结缔组织，为肌内膜（图 4-3）。

**3. 高倍镜观察**　纵切的肌纤维有分支，并互连成网，相邻心肌纤维分支连接处，可见着色较深的横形或阶梯状粗线，称闰盘（图 4-4）。心肌纤维的横纹不如骨骼肌纤维明显，其核呈卵圆形，位于肌纤维中央，核周肌浆丰富。

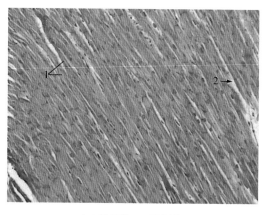

1 心肌纤维　2 肌内膜

**图 4-3　心肌（HE 染色　低倍）**

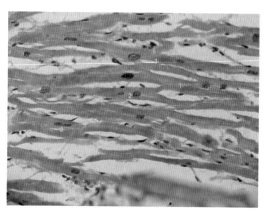

1 闰盘　2 心肌细胞核

**图 4-4　心肌（HE 染色　高倍）**

## （三）平滑肌（smooth muscle）

取材于十二指肠，HE 染色。

**1. 肉眼观察**　十二指肠管壁肌层深染为红色。

**2. 低倍镜观察**　找到十二指肠的肌层，观察平行排列的平滑肌纤维（横切面及纵切面）的形态结构（图 4-5）。

**3. 高倍镜观察**　纵切面的平滑肌纤维呈长梭形，中间粗两端细，核呈椭圆形或杆状，染成深红色，位于肌纤维中央。肌浆染成淡红色（图 4-6）。没有横纹。

## 三、示教内容

骨骼肌

取材于动物骨骼肌，铁苏木素染色。

**1. 肉眼观察**　可见两条长短不等的骨骼肌组织，呈黑色。长者为纵切面，短者为横切面。

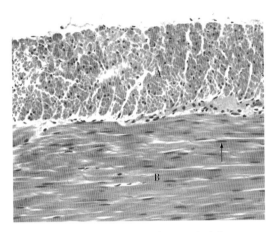

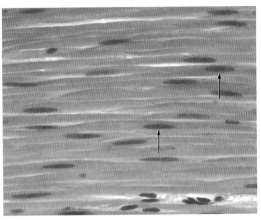

A 横切面　B 纵切面　↑平滑肌细胞核

**图 4-5　平滑肌（HE 染色　低倍）**

↑平滑肌细胞核

**图 4-6　平滑肌（HE 染色　高倍）**

**2. 低倍镜观察**　分别观察纵切面和横切面的肌纤维形态及排列方式（图 4-7）。

**3. 高倍镜观察**　纵切面的肌纤维呈长带状，可见明暗相间的横纹，呈黑色，核呈卵圆形或杆状，位于肌膜下面（图 4-8）。

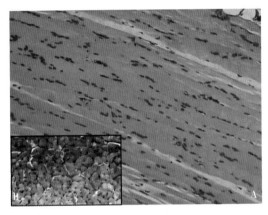

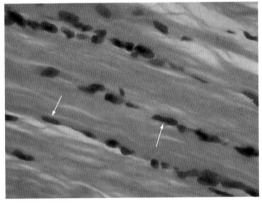

A 纵切面　B 横切面

**图 4-7　骨骼肌（铁苏木素染色　低倍）**

↑骨骼肌细胞核

**图 4-8　骨骼肌（铁苏木素染色　高倍）**

## 四、思考题

1. 试比较骨骼肌纤维与心肌纤维光镜下形态结构的异同点。

2. 如何区分心肌纤维的闰盘和横纹？

3. 描述平滑肌纤维光镜下的形态结构特点。

# 第五章 神经组织 ▷▷▷▷

## 一、实验目的

1. 掌握神经元的形态结构特点。
2. 熟悉有髓神经纤维的形态结构特点。
3. 熟悉突触的形态结构特点。
4. 了解神经末梢的形态结构特点。

## 二、实验内容

### （一）多极神经元（multipolar neuron）

取材于猫的脊髓，HE 染色。

**1. 肉眼观察** 脊髓横切面呈扁圆形，中央深染的蝴蝶形部分为灰质，其细长的两突起为后角，较粗短的两突起为前角，内含运动神经元。周围淡染的部分为白质（图 5-1）。

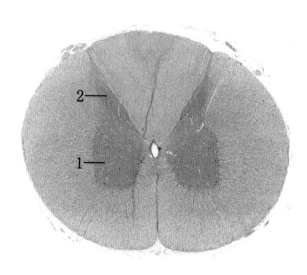

1 前角　2 后角
**图 5-1　脊髓（HE 染色　低倍）**

**2. 低倍镜观察**　在脊髓前角，可见许多染成棕黑色、体积较大、带突起的神经元，为多极神经元（运动神经元）（图5-2）。

**3. 高倍镜观察**　脊髓前角的神经元胞体较大且不规则，可有多个突起；核大而圆，居中，淡染，核仁明显（图5-3）。胞体的胞质中充满蓝色不规则块状物质即尼氏体，从胞体发出的突起中含有尼氏体的为树突，无尼氏体的为轴突。

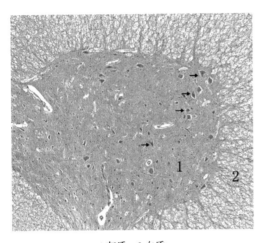

1 灰质　2 白质

图 5-2　神经元（HE 染色　低倍）

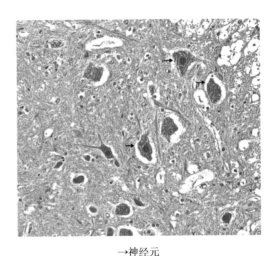

→神经元

图 5-3　神经元（HE 染色　高倍）

## （二）有髓神经纤维（myelinated nerve fiber）

取材于坐骨神经，镀银染色。

**1. 肉眼观察**　长条状的为纵切面，圆形的为横切面。

**2. 低倍镜观察**　纵切面可见大量有髓神经纤维平行排列；由于标本制作过程中发生收缩现象的缘故，平行的神经纤维呈波浪状，选择一平整、清晰的部位在高倍镜下观察（图5-4）。

**3. 高倍镜观察**

（1）纵切面

①神经纤维中央的轴突染色较深，粗细不等。

②施万细胞呈竹节状包在轴突的外周形成较厚的髓鞘，呈棕黑色细网状。细胞核呈长椭圆形，多位于细胞中段、髓鞘外方的少量胞质内。

③郎飞结位于两个施万细胞邻接处，此处神经纤维略窄，髓鞘中断，呈十字状（图5-5）；在光镜下，不易分辨出郎飞结处的一小段裸露的轴突。两个相邻郎飞结之间的一段神经纤维称为结间体。

（2）横切面　神经纤维之间有少量结缔组织，可见圆形或卵圆形的成纤维细胞核。

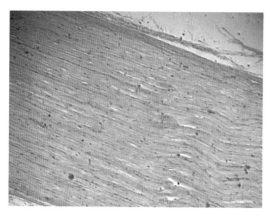
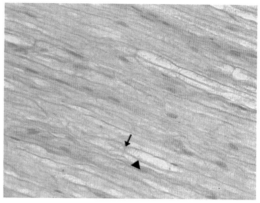

↑郎飞结　▲轴突

图5-4　有髓神经纤维纵切面（镀银染色　低倍）　图5-5　有髓神经纤维纵切面（镀银染色　高倍）

### （三）突触（synapse）

取材于脊髓，镀银染色。

**高倍镜观察**　在神经元胞体和突起的表面及周围，有许多扣状、圆点状的黑色结构；其呈线状的结构为神经纤维，神经纤维末端膨大成扣状、圆点状结构即突触（图5-6）。

## 三、示教内容

### （一）运动终板

取材于猫肋间肌，整装压片，氯化金染色。

**1.低倍镜观察**　骨骼肌纤维染成红色，神经纤维染成黑色。神经纤维末端分支呈爪状，附着于骨骼肌纤维表面，构成运动终板（图5-7）。

**2.高倍镜观察**　可见几条纵行的骨骼肌纤维，有黑色的神经纤维先失去髓鞘，再分支呈细爪状，其末端形成足板状膨大附着于肌膜之上（见主教材图5-16）。

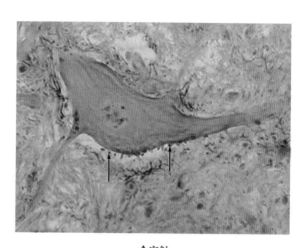

↑突触

**图5-6　突触（镀银染色　高倍）**

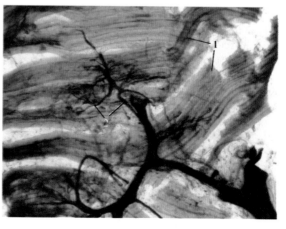

1骨骼肌纤维　2神经纤维

**图5-7　运动终板（氯化金染色　低倍）**

（二）触觉小体

取材于人手指皮肤，HE 染色。

**高倍镜观察** 触觉小体染色较深，为椭圆形小体，内有数层横向排列的扁平细胞为触觉细胞，外包裹染色较浅的结缔组织被囊（见主教材图 5-13）。

（三）环层小体

取材于人手指皮肤，HE 染色。

**1. 低倍镜观察** 可见体积较大的呈同心圆排列的椭圆形小体。

**2. 高倍镜观察** 环层小体中央有染成红色的均质状结构，为圆柱体，周围有许多层呈同心圆状排列的结缔组织被囊，由纤维和扁平细胞组成（图 5-8）。

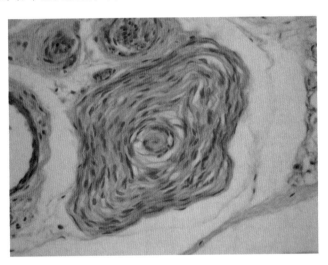

**图 5-8　环层小体（HE 染色　高倍）**

四、思考题

1. 试述神经元的形态结构特点。
2. 试述神经与有髓神经纤维的结构特点。
3. 试述突触的形态结构特点。
4. 试述神经末梢的分类及结构特点。

# 第六章　神经系统 ▷▷▷▷

## 一、实验目的

1.熟悉大脑皮质、小脑皮质和脊髓的组织结构。
2.了解脊神经节和交感神经节的结构。

## 二、实验内容

### （一）大脑（cerebrum）

取材于猴的大脑，HE染色。

**1.肉眼观察**　标本一侧凹凸不平为脑回和脑沟。其表面着色较深的是皮质，2～3mm厚。深部着色较浅为髓质。

**2.低倍镜观察**

（1）软膜　为紧贴大脑表面的薄层结缔组织，富含血管（图6-1）。

（2）皮质（灰质）　可见许多大小、形状不一的神经元、神经胶质细胞的核及细胞间少量染成红色的无髓神经纤维。神经元分层排列，由外向内分为六层，但在HE染色标本中，各层界限不清（图6-1）。

（3）髓质（白质）　可见染成红色的无髓神经纤维和神经胶质细胞的核。

**3.高倍镜观察**　选择一较大且切面完整的锥体细胞观察。胞体呈锥体形，锥顶向表面，其主干树突自锥顶伸出。核大而圆，胞质含尼氏体。

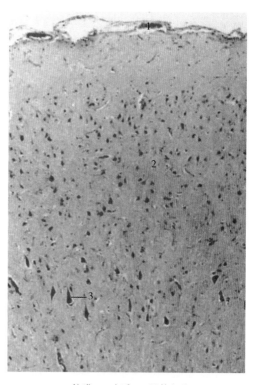

1 软膜　2 皮质　3 锥体细胞

**图 6-1　大脑皮质（HE 染色　低倍）**

## （二）小脑（cerebellum）

取材于猴的小脑，HE 染色。

**1. 肉眼观察**　标本呈叶片状，各叶片表面呈粉红色及紫蓝色的两部分共同构成皮质（灰质），厚约 1mm。深层粉红色的部分为髓质（白质）。

**2. 低倍镜观察**　分辨皮质、髓质及皮质的三层结构。皮质层，厚而着色浅的为分子层；靠近髓质，厚而着色深的为颗粒层；两者之间有一排大神经元的胞体，为浦肯野细胞层。髓质（白质）位于皮质深部，染色最浅，与皮质界限清楚，主要由无髓神经纤维构成（图 6-2）。

**3. 高倍镜观察**　重点观察皮质（图 6-3）。

（1）分子层　细胞较少，主要由无髓神经纤维构成。

（2）浦肯野细胞层　由一排浦肯野细胞组成。胞体大，呈梨状，染色较深，核大，核仁明显。

（3）颗粒层　主要由大量的颗粒细胞密集排列而成。颗粒细胞小而圆，染色较深。

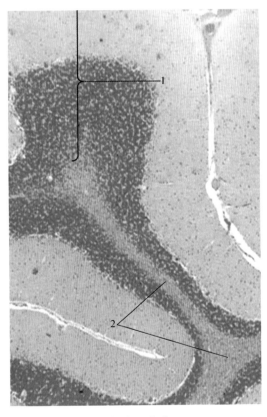 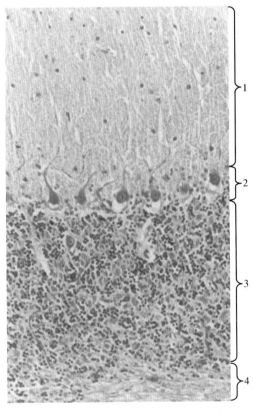

1 灰质　2 白质

**图 6-2　小脑（HE 染色　低倍）**

1 分子层　2 浦肯野细胞层　3 颗粒层　4 白质

**图 6-3　小脑（HE 染色　高倍）**

## （三）脊髓（spinal cord）

取材于狗的脊髓，HE 染色。

**1. 肉眼观察**　脊髓横切面为椭圆形。灰质居中，着色较深，呈蝴蝶形，有四个突起，两个较粗短的称前角，两个较细长的称后角。白质在灰质的周围，着色浅。

**2. 低倍镜观察**　白质着浅粉红色，位于脊髓周围，为神经纤维集中处。神经纤维呈大小不等的圆形，髓鞘溶解，呈空泡状，其中紫红色小点为轴突，其间散布着较小的圆形或椭圆形神经胶质细胞核。辨认灰质的前角和后角。前角中有许多体积很大的细胞，着紫蓝色，为前角多极神经元的胞体。后角的神经元较小（图 6-4）。脊髓中央两侧灰质连接处一圆形小孔为中央管。

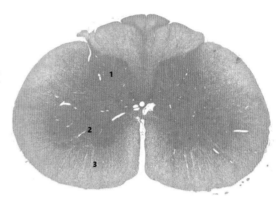

1 后角　2 前角　3 白质
**图 6-4　脊髓（HE 染色　低倍）**

**3. 高倍镜观察**　前角多极神经元属于运动神经元。寻找典型的多极神经元进行观察，但要注意因切面原因，所有典型结构常常不能在一个神经元上全部体现（图 6-5）。

（1）胞体　大，呈多角形，伸出数个突起；核位于细胞中央，大而圆、染色浅，核仁明显；胞质着浅红色，内含许多蓝紫色块状的尼氏体。

（2）树突　可数个，从胞体发出时粗大，内含尼氏体。

（3）轴突　只有一个（不易切到，此神经元如未切到，需其他神经元仔细辨认）。轴突自胞体发出处的胞质呈圆锥形，呈粉红色，此为轴丘。轴丘、轴突均不含尼氏体。

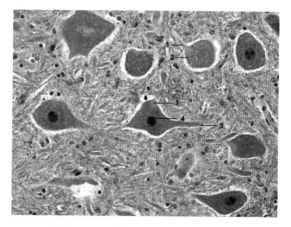

1 轴突　2 尼氏体　3 轴丘　4 细胞核　5 树突
**图 6-5　脊髓前角（HE 染色　高倍）**

神经细胞周围染成紫蓝色的呈圆形或椭圆形小细胞核，为神经胶质细胞核，HE 染色不能显示神经胶质细胞全貌，粉红色交织成网的纤维为神经纤维。

## （四）脊神经节（spinal ganglion）

取材自兔脊神经节，HE 染色。

**1. 肉眼观察**　切片呈粉红色条状，椭圆形膨大部分为脊神经节。

**2. 低倍镜观察** 脊神经节表面包裹着一层染色深的致密结缔组织被膜，节内束状排列的有髓神经纤维将节细胞及其周围的神经节胶质细胞分隔成群（图6-6）。

**3. 高倍镜观察**

（1）感觉神经细胞 胞体呈圆形，大小不等，成群分布。核圆形，居中央，核膜明显，核浅染，核仁清楚；胞质嗜酸性，胞质中含有大量染为紫蓝色的细小颗粒即尼氏体。突起仅一条，常被切断而不易见到。

（2）卫星细胞 每个节细胞胞体周围均可见一层呈扁平或立方状的小细胞，即卫星细胞。其胞核小，圆或卵圆形，染色深，胞质少。有的节细胞与卫星细胞之间出现裂隙，可能为细胞收缩所致（图6-7）。

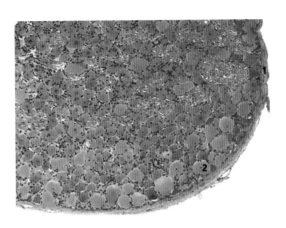

1 被膜 2 节细胞
**图 6-6 脊神经节（HE 染色 低倍）**

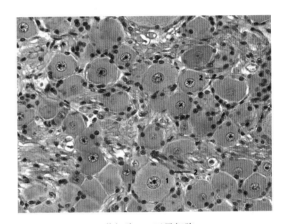

1 节细胞 2 卫星细胞
**图 6-7 脊神经节（HE 染色 高倍）**

## 三、示教内容

### 交感神经节

取材于交感神经节，HE 染色。

**1. 肉眼观察** 椭圆形的组织即为交感神经节的断面。

**2. 低倍镜观察** 注意与脊神经节相区别。交感神经节表面被覆着一层染色深的致密结缔组织被膜，被膜伸入节内构成支架，在其中散在分布着大量的交感神经节细胞，节细胞间可见成束平行排列的神经纤维。

**3. 高倍镜观察**

（1）交感神经节细胞 为多极神经元，散在分布于神经纤维之间，胞体较小，由于切面关系，突起不能完全被切到，所以见到的细胞是多边形或圆形的胞体。胞核圆或椭圆形，常为偏心位，染色浅，核仁明显；颗粒状的尼氏体均匀分布于核周胞质内（图6-8）。

（2）卫星细胞 交感神经节细胞周围可见有卫星细胞包绕，数量较少。卫星细胞的核呈圆形，染色深，不完全地包裹节细胞体。节内的神经纤维多为无髓神经纤维。

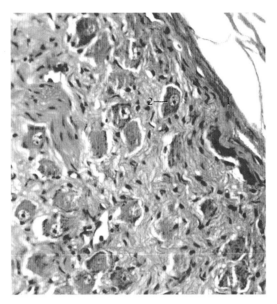

1 被膜　2 节细胞

**图 6-8　交感神经节 （HE 染色　高倍）**

## 四、思考题

1. 光学显微镜下如何区别大脑皮质和小脑皮质？

2. 脊神经节与交感神经节在组织结构上有何异同点？

3. 脊髓灰质的前角和后角分别有哪些结构与功能特点？

# 第七章　循环系统 ▷▷▷▷

## 一、实验目的

1.掌握毛细血管、动脉管壁的三层结构、心脏壁的组织结构。
2.熟悉血管壁的基本结构、静脉管壁的结构特点。

## 二、实验内容

### （一）中动脉（medium-sized artery）

取材自狗的股动脉，横切面，HE染色。

**1.肉眼观察**　动、静脉常伴行。动脉呈圆形，静脉多塌陷、呈扁圆形。

**2.低倍镜观察**　中动脉管壁厚，管腔圆而规则。管壁从内向外由内膜、中膜和外膜三层构成（图7-1）。内膜在管腔的内侧，最薄；中膜最厚，位于内弹性膜和外弹性膜之间，呈深红色；外膜厚度与中膜相当，但呈浅红色，直接移行于周围的结缔组织中。

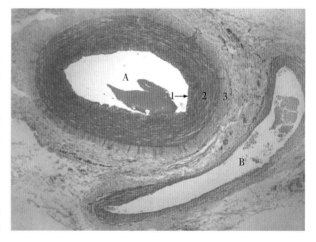

A 中动脉　B 中静脉　1 内膜　2 中膜　3 外膜
**图7-1　中动脉和中静脉（HE染色　低倍）**

**3.高倍镜观察**

（1）内膜　很薄，可分为三层（图7-2）。先找到在靠近管腔面被染成亮红色、呈波浪状的带状部分，即内弹性膜。

①内皮：在内弹性膜的内层，由覆盖于管腔面的单层扁平上皮（即内皮）组成。在切片上只见到深色的细胞核向管腔突出。

②内皮下层：为内皮下薄层结缔组织。该层很薄，由于收缩以致呈波浪起伏的内弹性膜似乎直接同内皮细胞相连。

③内弹性膜：由弹性蛋白构成，切片上较明显，呈一条波浪形半透明的红带，为内膜与中膜的分界。

（2）中膜　最厚，主要由环绕管壁的 10 ～ 40 层环行平滑肌构成。在梭形的平滑肌纤维之间夹有胶原纤维及弹性纤维。

（3）外膜　较中膜稍薄，由结缔组织组成，外侧部较疏松，内侧部较致密。在外膜和中膜交界处有粗大的断续不完整的弹性蛋白形成的外弹性膜。外膜与周围结缔组织无明显的分界，外膜中含有小的营养血管和神经纤维等。

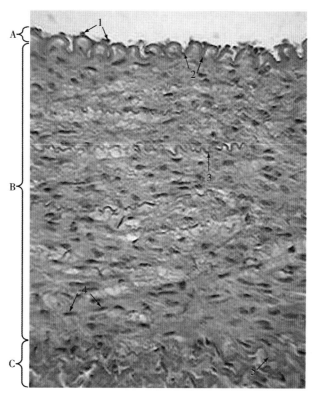

A 内膜　B 中膜　C 外膜

1 内皮细胞核　2 内弹性膜　3 弹性纤维　4 平滑肌纤维　5 外弹性膜

**图 7-2　中动脉（HE 染色　高倍）**

## （二）大动脉（large artery）

取材自狗主动脉，横断面，地衣红染色。

**1. 低倍镜观察**　三层膜分界不明显，内膜较厚，色淡；中膜最厚，色深；外膜为结缔组织（图 7-3）。

**2. 高倍镜观察**　可见大动脉的弹性纤维主要分布于中膜，构成数十层弹性膜。每层弹性膜间有许多弹性纤维分支，互相连接。其他各层弹性纤维松散存在（图 7-4）。

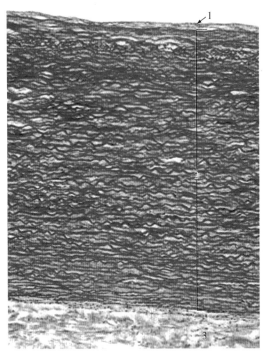 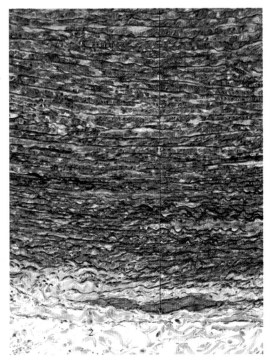

1 内膜　2 中膜　3 外膜 　　　　　　　　　　　　1 中膜　2 外膜

图 7-3　大动脉（地衣红染色　低倍）　　　图 7-4　大动脉中膜和外膜（地衣红染色　高倍）

## （三）心脏（heart）

取材自羊心脏，横切面，HE 染色。

**1. 肉眼观察**　区分心房、心室及心瓣膜。壁厚者为心室，壁薄者为心房，两者之间向心腔内突出的一条形结构为心瓣膜。

**2. 低倍镜观察**

（1）心内膜　心房的心内膜厚于心室的心内膜。

①内皮：位于心腔内面，为单层扁平上皮。

②内皮下层：为细密的结缔组织。

③心内膜下层：为疏松结缔组织，含小血管和神经。在心室，心内膜下层中有心脏传导系统的分支。

（2）心肌膜　厚，心室肌层厚于心房肌层。镜下可见心肌纤维间有少量结缔组织和丰富的毛细血管（图 4-3）。

（3）心外膜　由浆膜组成（即心包脏层）。浆膜是由最外面的一层间皮和贴于其内面的一层结缔组织构成，其中有血管和神经束及大量的脂肪细胞。

**2. 高倍镜观察**

（1）蒲肯野纤维　位于心内膜下层。此纤维比心肌纤维粗大；核大，1～2 个，位于细胞中央；肌原纤维少，位于细胞周边，故染色较心肌纤维浅；其末端与心肌纤维相移行（图 7-5）。

（2）心肌纤维 位于心肌膜，可见不同断面的心肌纤维。肌纤维间有丰富的毛细血管（图 4-4）。

## 三、示教内容

### （一）中静脉

取材自狗的股静脉，横切面，HE 染色。

与中动脉进行比较，区别内、中、外三层。呈粉红色的外膜占大部分，中膜较薄，内膜几乎分辨不出。由于内、外弹性膜不明显，所以管壁的三层结构的分界不如中动脉明显（图 7-1）。

### （二）毛细血管

取自大白鼠肠系膜，铺（装）片，苏木素染色。

**1.低倍镜观察** 先找到一根较粗的血管，在其附近有更细的分支，即毛细血管网。可以选择一条较细的、染色淡的进行观察。

**2.高倍镜观察** 毛细血管腔内仅允许 1~2 个红细胞通过，管壁间隔存在长梭形的细胞核，略突向管腔，为内皮细胞核（图 7-6）。

## 四、思考题

1.试述大动脉和中动脉结构的异同点。
2.如何在切片中区别各级动脉和静脉？
3.试述心脏的组织结构特点。

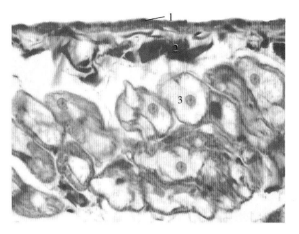

1 内皮细胞 2 内皮下层 3 浦肯野纤维
**图 7-5 心内膜 （HE 染色 高倍）**

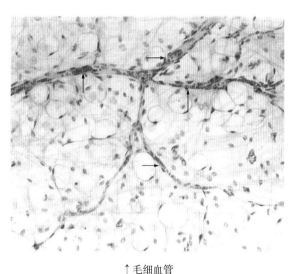

↑ 毛细血管
**图 7-6 毛细血管铺片 （特殊染色 高倍）**

# 第八章　免疫系统 ▷▷▷▷

## 一、实验目的

1. 掌握淋巴结的组织结构特点。

2. 掌握脾脏的组织结构特点。

3. 熟悉胸腺的组织结构特点。

4. 了解扁桃体的组织结构。

## 二、实验内容

### （一）淋巴结（lymph nodes）

取材于动物淋巴结，HE 染色。

**1. 肉眼观察**　标本呈圆形或椭圆形，一侧凹陷为淋巴结门部。周围一层粉红色结构为被膜，被膜下方深染为皮质，中央着色浅的部分为髓质。

**2. 低倍镜观察（图 8-1）**

（1）被膜与小梁　表面为薄层致密结缔组织构成的被膜，被膜向实质内深入形成小梁。被膜和小梁均被染成粉红色，被膜中可见到输入淋巴管。

（2）皮质　由浅层皮质、副皮质区和皮质淋巴窦构成。

①浅层皮质：位于被膜下方，主要由许多圆形或椭圆形的淋巴小结构成。淋巴小结中央染色较浅为生发中心（明区），小结顶部及周边染色较深为小结帽，暗区位于生发中心的基部，由大淋巴细胞组成。淋巴小结之间有少量的弥散淋巴组织。

②副皮质区：为浅层皮质与髓

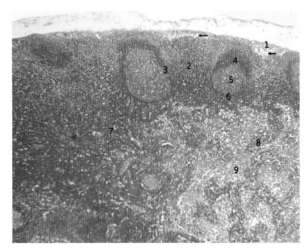

1 被膜　2 小结间弥散淋巴组织　3 淋巴小结　4 小结帽
5 明区　6 暗区　7 副皮质区　8 髓索　9 髓窦
←皮质淋巴窦

**图 8-1　淋巴结（HE 染色　低倍）**

质之间的弥散淋巴组织，其边界不明显。

③皮质淋巴窦：较窄小，结构疏松，染色较浅。位于被膜下的称被膜下淋巴窦，位于小梁周围的称小梁周围淋巴窦。

（3）髓质 位于淋巴结中央，与皮质无明显的界限。

①髓索：染色较深，为密集排列成条索状的淋巴组织，粗细不等，互相吻合成网。

②髓窦：染色较浅，位于髓索之间或髓索与小梁之间，髓窦较大。

**3. 高倍镜观察（图 8-2、8-3）**

（1）淋巴小结 小结帽位于淋巴小结的顶部及周围，为密集排列的小淋巴细胞，核小，染色较深。生发中心的明区位于小结帽内侧，主要由网状细胞、巨噬细胞和中淋巴细胞等组成；暗区位于明区的内侧，染色深，由大淋巴细胞组成。

（2）毛细血管后微静脉 位于副皮质区，可见横断面或纵断面，其管壁的内皮细胞为立方形，胞质染色淡，核圆染成蓝紫色。

（3）皮质淋巴窦 窦壁衬有扁平的内皮细胞，细胞核长而扁，胞质不清。窦内淋巴细胞染成紫蓝色。巨噬细胞体积大，不规则，胞质粉染，核小且深染；网状细胞呈星形，其突起互相连接成网，交织于窦内，核卵圆形，染色浅，核仁不清。

（4）髓窦 窦壁由扁平的内皮细胞围成，核扁，胞质少，紧贴髓索及小梁表面。窦内的星状内皮细胞有突起呈星形，彼此相连，核较大为圆形，着色浅，核仁明显；胞质染粉红色。窦内的巨噬细胞较大，呈卵圆形或不规则形；核较小，染色较深；胞质较多，染成红色。

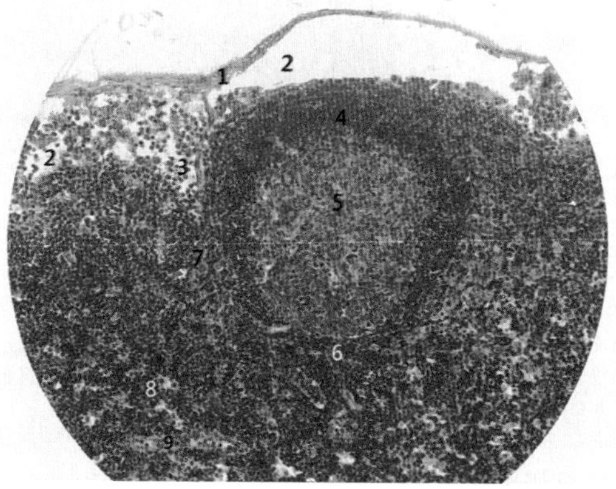

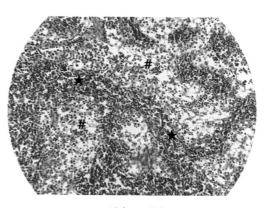

1 被膜 2 被膜下窦 3 小梁周窦 4 小结帽 5 明区
6 暗区 7 小结间弥散淋巴组织 8 副皮质区
9 高内皮微静脉
**图 8-2 淋巴结皮质（高倍）**

★髓索 #髓窦
**图 8-3 淋巴结髓质（高倍）**

**（二）脾（spleen）**

取材于动物脾，HE 染色。

**1. 肉眼观察** 标本染色不均，其内深蓝色的小点状结构为白髓，周围染成粉红色的疏松结构为红髓。

**2. 低倍镜观察** 表面较厚的粉红色结构为被膜，被膜下方为实质。实质中散在的深蓝色的椭圆形结构为白髓，白髓周围染成粉红色的为红髓（图 8-4）。

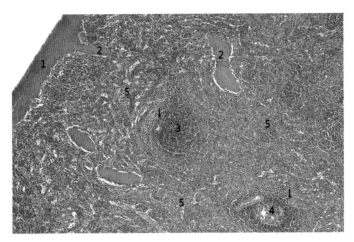

1 被膜　2 小梁　3 初级淋巴小结　4 次级淋巴小结　5 红髓　↓动脉周围淋巴鞘

图 8-4　脾（HE 染色　低倍）

（1）被膜与小梁　被膜呈粉红色，由较厚的致密结缔组织构成，内含少量平滑肌纤维，表面覆有间皮。被膜向实质内深入形成大小不等的粉红色小梁，其在实质内呈现不同的断面，有的小梁内可见小梁动脉和小梁静脉。

（2）白髓　包括淋巴小结、动脉周围淋巴鞘和边缘区。此区因含有大量淋巴细胞，HE 染色呈紫蓝色。

①淋巴小结：为白髓内面积较大的部分，可见无生发中心的初级淋巴小结和有生发中心的次级淋巴小结。其一侧常伴有动脉周围淋巴鞘。

②动脉周围淋巴鞘：位于淋巴小结一侧，是围绕在中央动脉周围的薄层弥散淋巴组织，与周围界限不清。

③边缘区：位于淋巴小结和动脉周围淋巴鞘的周围，此区淋巴组织由于有来自中央动脉的边缘窦，故还有较多红细胞。

（3）红髓　因富含血液，故染色偏红。

①脾索：为富含血细胞的淋巴组织索条，互相连接成网。

②脾血窦：又称脾窦，为位于脾索之间的互相连接的不规则腔隙，内含血细胞。

**3. 高倍镜观察**

（1）白髓　淋巴小结境界清晰，次级淋巴小结可清晰区分其暗区、明区和小结帽。中央动脉为典型的微动脉结构，内皮外可见 1～2 层环行平滑肌，周围为薄层动脉周围淋巴鞘。边缘区有来自中央动脉的边缘窦，故此区淋巴组织内含有较多红细胞（图8-5）。

（2）红髓　脾索内含淋巴细胞、浆细胞、巨噬细胞及各种血细胞。脾索之间的不规则空隙为脾血窦，血窦横断面的窦壁内侧，可见杆状内皮细胞横断，呈点状排列，细胞核圆形，多突向腔内，腔内含有各种血细胞。血窦周围可见较多巨噬细胞（图8-6）。

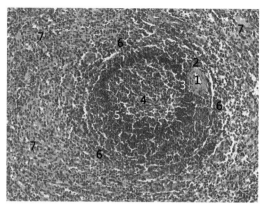

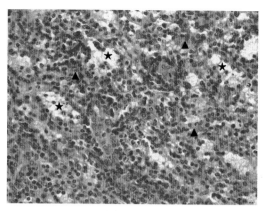

1 中央动脉　2 动脉周围淋巴鞘　3 暗区　4 明区
5 小结帽　6 边缘区　7 红髓

**图 8-5　脾白髓（HE 染色 高倍）**

▲ 脾索　★ 脾血窦

**图 8-6　脾红髓（高倍）**

## （三）胸腺（thymus）

取自于动物胸腺，HE 染色。

**1. 肉眼观察**　标本呈椭圆形，表面为染成红色的结缔组织被膜，可见不完全分隔的胸腺小叶，周围染成深蓝色者为皮质，中央色浅者为髓质。

**2. 低倍镜观察**　表面有薄层结缔组织构成的被膜，被膜伸入实质形成小叶间隔，将胸腺分成许多不完整的小叶。每个小叶分为皮质和髓质两部分，周围为皮质，胸腺上皮细胞较少，胸腺细胞密集，故着色较深；小叶中央为髓质，相邻小叶的髓质相互连接，胸腺细胞较少，胸腺上皮细胞较多，染色浅；髓质中可见染成红色的胸腺小体（图8-7）。

**3. 高倍镜观察**　胸腺小体是胸腺的特征性结构，散在分布于髓质，大小不等，由数层甚至十几层扁平的胸腺上皮细胞呈同心圆排列而成，外周的上皮细胞较幼稚，呈新月形，细胞核明显；近小体中心的上皮细胞较成熟，核渐退化；小体中心的上皮细胞已完全角质化，细胞呈均质嗜酸性染色，中心还常见巨噬细胞或嗜酸性粒细胞（图8-8）。

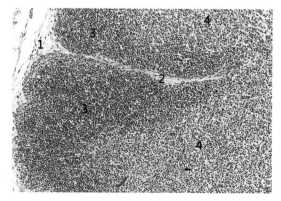

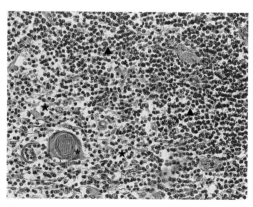

1 被膜　2 小叶间隔　3 皮质　4 髓质　← 胸腺小体

**图 8-7　胸腺（HE 染色　低倍）**

▲ 皮质　★ 髓质　＊胸腺小体

**图 8-8　胸腺（HE 染色　高倍）**

## 三、示教内容

### 腭扁桃体

取自于人腭扁桃体，HE 染色。

**1. 肉眼观察** 向扁桃体内部凹陷的一侧，为表面的黏膜上皮，呈浅红色；另一侧为底面，有粉红色的被膜包裹。上皮深面有成片着紫色的为淋巴组织。

**2. 低倍镜观察** 黏膜由复层扁平上皮和固有层组成。

上皮和隐窝：表面为复层扁平上皮。有的部位上皮向下方结缔组织凹入，形成较深的隐窝。隐窝深部上皮可见免疫细胞浸润（图 8-9）。

固有层位于上皮深面，结缔组织较少，内含黏液腺。在隐窝周围固有层内，有许多淋巴小结和弥散淋巴组织，形成生发中心的淋巴小结可识别其暗区、明区和小结帽。

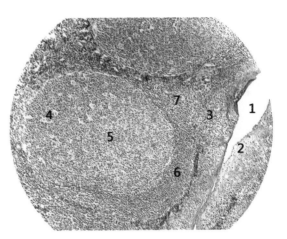

1 隐窝  2 上皮  3 固有层  4 暗区
5 明区  6 小结帽  7 弥散淋巴组织
**图 8-9  腭扁桃体（HE 染色  低倍）**

## 四、思考题

1. 淋巴结与脾脏的光镜结构有何异同？
2. T 淋巴细胞和 B 淋巴细胞在淋巴结和脾脏各分布在何处？
3. 试述胸腺小体的位置与形态结构。

# 第九章 消化系统 ▷▷▷▷

# 第一节 消化管

## 一、实验目的

1. 掌握消化管壁的一般结构。
2. 掌握胃底、小肠的组织结构特点。
3. 熟悉食管、结肠的组织结构特点。
4. 了解舌、牙和阑尾的基本结构。

## 二、实验内容

### （一）食管（esophagus）

取材于动物食管，HE 染色。

**1. 肉眼观察** 标本为食管的横切面，管腔呈不规则形，腔面紫蓝色区为黏膜上皮。

**2. 低倍镜观察** 由内向外分辨食管壁的四层结构，即黏膜、黏膜下层、肌层和外膜（图 9–1）。

**3. 高倍镜观察**

（1）黏膜 分三部分。

①上皮：为未角化的复层扁平上皮。

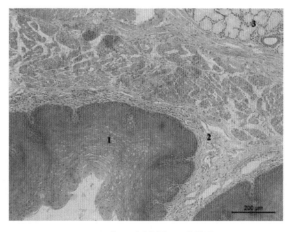

1 上皮　2 固有层　3 食管腺

**图 9–1　食管（HE 染色　低倍）**

②固有层：为细密结缔组织，其中含小血管和食管腺导管的断面。

③黏膜肌层：为纵行平滑肌束的横切面。

（2）黏膜下层 为疏松结缔组织，含小血管和食管腺等。食管腺主要是黏液性腺和少量的混合腺。腺泡染色浅，腺腔很小。腺细胞呈锥体形，胞质呈空泡状，核扁染色深。腺导管小，由单层立方或矮柱状细胞围成。

（3）肌层 由内环外纵两层肌组织构成。两层之间可见肌间神经丛。注意食管各段的肌组织结构特点（分辨骨骼肌和平滑肌）。

（4）外膜 是由结缔组织构成的纤维膜。

## （二）胃底（fundus of the stomach）

取材于人的胃底，HE 染色。

**1. 肉眼观察** 标本为长条形组织，染色较深的一面为黏膜，染成红色的为肌组织，夹于两者之间的为黏膜下层，呈淡粉色。

**2. 低倍镜观察** 分清胃壁的四层结构（图 9-2）。

（1）黏膜

①表面为单层柱状上皮，有许多较浅的上皮凹陷形成胃小凹。

②上皮下方为固有层，内含大量的胃底腺。腺体之间的结缔组织少。

③固有层下面是黏膜肌层，由内环、外纵两层平滑肌组成。

（2）黏膜下层 位于黏膜肌深层，由疏松结缔组织组成，内含较大的血管。

（3）肌层 较厚，由平滑肌组成。肌纤维走行大致分为内斜、中环、外纵三层，在肌层之间可见肌间神经丛。

（4）浆膜 由疏松结缔组织和间皮构成。

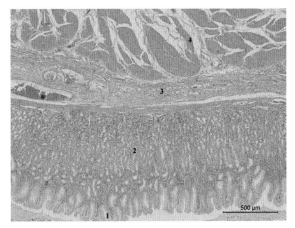

1 上皮　2 固有层　3 黏膜下层　4 肌层
**图 9-2　胃壁（HE 染色　低倍）**

**3. 高倍镜观察** 重点观察胃黏膜的结构（图 9-3）。

（1）上皮 为单层柱状上皮，细胞核位于基部，胞质顶部充满黏原颗粒不易着色，以至透明。

（2）胃底腺 可见许多不同断面的胃底腺，选择纵切面的胃底腺观察。主要观察以下三种细胞。

①主细胞（胃酶细胞）：数量最多，胞体呈矮柱状，核圆，位于基部。胞质基部呈嗜碱性，染成蓝色，顶部呈现空泡状结构（由于酶原颗粒被溶解所致）。

②壁细胞（泌酸细胞）：胞体较

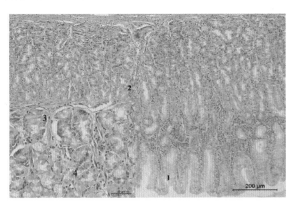

1 上皮　2 固有层　3 主细胞　4 壁细胞
**图 9-3　胃黏膜（HE 染色　低倍，左下角为高倍）**

大，多呈圆锥形，胞质嗜酸性，着深红色。核圆而深染，居中，可有双核。

③颈黏液细胞：数量少，分布于胃底腺的颈部，胞核较扁，呈半月状，不易分辨。

## （三）空肠（jejunum）

取材于人的空肠，HE 染色。

**1. 肉眼观察** 纵/横切面，有数个较高突起的一侧为管腔，小肠环行皱襞表面可见有许多细小的突起，为肠绒毛。

**2. 低倍镜观察** 先分辨管壁四层，然后重点观察肠绒毛和小肠腺（图9-4）。它们是判断小肠的重要依据。

（1）黏膜 黏膜表面有许多伸向肠腔的突起，为小肠绒毛，绒毛的纵切面呈指状，横切面为椭圆形。固有层有不同断面的小肠腺，还可见淋巴组织和孤立淋巴小结。黏膜肌由内环、外纵两层平滑肌组成，呈粉红色。

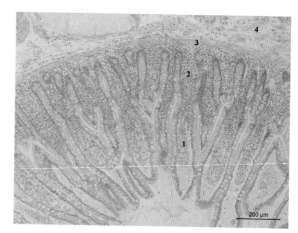

1 小肠绒毛 2 固有层 3 黏膜肌层 4 黏膜下层
**图 9-4 小肠（HE 染色 低倍）**

（2）黏膜下层 浅染的疏松结缔组织内含小血管、淋巴管等。

（3）肌层 内环、外纵两层平滑肌，其间可见肌间神经丛。

（4）浆膜 由结缔组织和间皮组成。

**3. 高倍镜观察**

（1）肠绒毛 呈指状，突向管腔（图9-5）。表面为单层柱状上皮，上皮的游离面染色较红的薄层结构为纹状缘，在柱状的吸收细胞之间有杯状细胞。绒毛中轴是固有层的结缔组织，其中央有 1～2 条纵行的中央乳糜管，还可看到丰富的毛细血管、散在的纵行平滑肌纤维和较多的淋巴细胞。

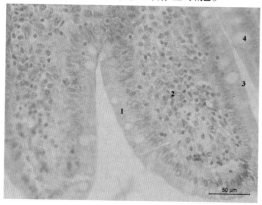

1 单层柱状上皮 2 固有层 3 纹状缘 4 杯状细胞
**图 9-5 小肠绒毛、小肠腺（HE 染色 高倍）**

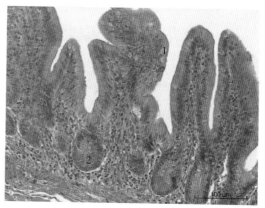

1 杯状细胞 2 潘氏细胞
**图 9-6 潘氏细胞（HE 染色 高倍）**

（2）小肠腺 位于固有层内，是黏膜上皮下陷形成的单管腺，小肠腺开口于相邻绒毛基部（图9-5）。腺的上皮以吸收细胞为主，还夹有杯状细胞，在肠腺的底部有三五成群的锥体形细胞，胞质顶部含有许多粗大的嗜酸性颗粒，即潘氏细胞（图9-6），是小肠腺特有的细胞。

## （四）十二指肠（duodenum）

取材于十二指肠，来源不明，HE染色。

十二指肠与空肠结构基本相似，其特点是绒毛宽大呈叶状，在黏膜下层有十二指肠腺，为黏液腺，染色浅（图9-7）。

## （五）回肠（ileum）

取材于回肠，来源不明，HE染色。

光镜下观察回肠与空肠结构基本相似，只是绒毛细而短小。其特点是绒毛上皮中杯状细胞多，固有层内有紫蓝色的集合淋巴小结（图9-8）。

## （六）结肠（colon）

取材于动物结肠，HE染色。

**1. 肉眼观察** 标本呈长条形，是结肠的纵切面，一侧隆起且表面不整，染成蓝紫色的为黏膜，依次分辨四层。

**2. 低倍镜观察** 分辨管壁四层，注意与小肠相区别（图9-9）。

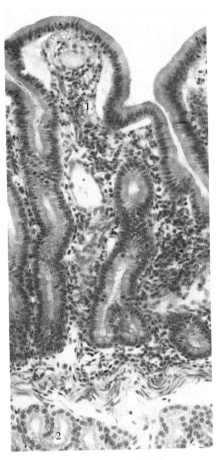

1 肠绒毛　2 十二指肠腺

**图9-7　十二指肠（HE染色　高倍）**

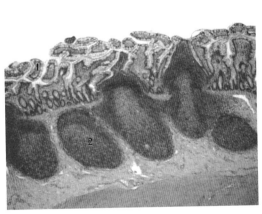

1 肠绒毛　2 淋巴小结

**图9-8　回肠（HE染色　低倍）**

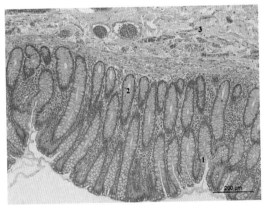

1 上皮　2 结肠腺　3 黏膜下层

**图9-9　结肠（HE染色　低倍）**

（1）腔面平整无绒毛。

（2）上皮内有大量的杯状细胞。

（3）固有层内充满长而直的结肠腺。

**3. 高倍镜观察** 着重观察黏膜。

（1）**黏膜上皮** 为单层柱状上皮，柱状细胞的纹状缘不明显，上皮内有大量杯状细胞。

（2）**结肠腺** 主要由柱状细胞和大量的杯状细胞组成。

## 三、示教内容

### （一）舌

取材于动物舌体，HE 染色。

**1. 低倍镜观察** 舌背部黏膜表面有许多突起称舌乳头（图 9–10）。

（1）**丝状乳头** 数量最多，呈圆锥形。上皮的浅层细胞常角化，呈粉红色。

（2）**菌状乳头** 散在于丝状乳头之间，体积较大，顶端肥大，基部较窄，呈蘑菇状，上皮不角化。

（3）**轮廓乳头** 突起粗大，顶部平整，周围形成环沟，乳头侧壁与环沟的内壁的上皮内均有味蕾分布，呈卵圆形，染色浅。轮廓乳头沟底附近有味腺，胞质呈紫红色，为浆液性腺。

**2. 高倍镜观察** 重点观察味蕾，在切片上味蕾呈淡染的卵圆形小体。味蕾顶端有一小孔为味孔，与舌表面相通。味蕾由三种细胞组成，但不易区分。

（1）**味细胞** 包括明细胞和暗细胞（根据染色深浅得名），均为长梭形。明细胞数量少，较粗大，着色较浅，核为椭圆形。暗细胞着色较深。

（2）**基细胞** 位于基部，细胞呈锥形。

### （二）阑尾

取材于人的阑尾，HE 染色。

**低倍镜观察** 管壁结构与结肠相似，重点观察黏膜。阑尾的主要特点如下（图 9–11）。

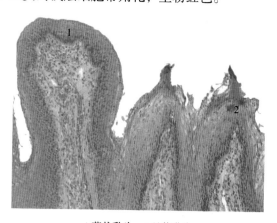

1 菌状乳头　2 丝状乳头

**图 9–10　舌乳头（HE 染色　低倍）**

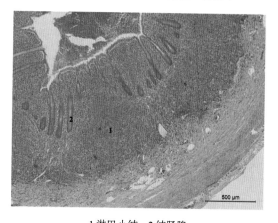

1 淋巴小结　2 结肠腺

**图 9–11　阑尾（HE 染色　低倍）**

（1）结肠腺短而稀少。

（2）固有层内有大量的淋巴小结和弥散淋巴组织突入黏膜下层，故黏膜肌层不完整。

## 四、思考题

1. 描述消化管壁一般结构。

2. 试比较食管、胃、小肠各段黏膜结构特点。

3. 何谓小肠表面积三级放大结构？其结构的组成是什么？

# 第二节　消 化 腺

## 一、实验目的

1. 了解腮腺的结构；辨认浆液性腺泡、闰管和分泌管。了解舌下腺的结构。辨认黏液性腺泡和混合性腺泡。了解下颌下腺的结构，并与腮腺、舌下腺相比较。

2. 掌握胰腺外分泌部及内分泌部（胰岛）的结构。

3. 重点观察并掌握肝小叶的结构和门管区的组成。熟悉胆小管的结构。

4. 了解胆囊的结构。

## 二、实验内容

### （一）腮腺（parotid gland）

取材于人腮腺，HE 染色。

**1. 肉眼观察**　为许多不规则的紫红色小块。

**2. 低倍镜观察**　腮腺实质被粉红色的结缔组织分隔成许多小叶（图 9-12）。

小叶内充满腺泡和导管。腺泡为纯浆液性腺泡，导管位于腺泡之间。闰管较细、腔狭小；分泌管较粗、腔大、红染。

小叶间结缔组织内有粗大的小叶间导管。

### **3. 高倍镜观察**

（1）浆液性腺泡　呈圆形或椭圆形，由锥体形或柱形的浆液性细胞围成，中央有一小的腺泡腔；腺细胞核呈圆形，位于细胞基部；顶部胞质常有嗜酸性的红色颗粒，即酶原颗粒；细胞基部含有呈纵纹状排列的嗜碱性物质（图 9-12）。此外，在腺泡上皮与基膜之间有肌上皮细胞，其细

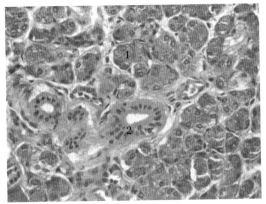

1 浆液性腺泡　2 导管
**图 9-12　腮腺（HE 染色　低倍）**

胞核细长而深染，胞质不易见到（此细胞可不必寻找）。

（2）闰管　为管腔细窄的小导管，管径较腺泡小。管壁由单层扁平或矮立方上皮细胞组成；胞质着色浅红。管腔内有时可见红色分泌物。

（3）分泌管　管腔较闰管粗大，管壁由单层柱状上皮构成。细胞核圆形，居细胞中央或稍偏顶部；胞质嗜酸性强，呈鲜红色；在细胞的基底部有垂直于基底面的红色纵纹。

（4）小叶间导管　由单层或假复层柱状上皮围成。

## （二）舌下腺（sublingual gland）

取材于人舌下腺，HE 染色。

**1.低倍镜观察**　舌下腺实质被粉红色的结缔组织分隔成许多小叶。小叶内充满圆形、椭圆形或不规则形的腺泡，颜色深浅不一。色深者为浆液性腺泡，色浅者为黏液性腺泡，此外还有深浅混合的混合性腺泡，但主要为黏液性腺泡（图9-13）。小叶内偶可见红染的分泌管。

小叶间结缔组织内有粗大的小叶间导管，形态结构同腮腺。

**2.高倍镜观察**

（1）腺泡　可分为三种（图9-13）。

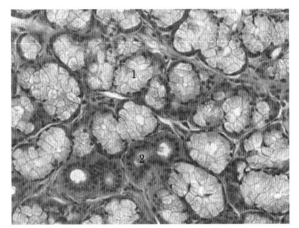

1 黏液性腺泡　2 导管
**图 9-13　舌下腺（HE 染色　低倍）**

①浆液性腺泡：占少数，结构同腮腺所见。

②黏液性腺泡：占多数，由锥体形或柱形的黏液性腺细胞围成。腺细胞核呈扁圆形，贴近细胞基底部；胞质着色浅淡。

③混合性腺泡：由浆液性和黏液性两种腺细胞围成。常见的排列方式：黏液性腺细胞在内，而浆液性腺细胞包绕在外，切片中排列呈半月状（图9-13）。以上各种腺细胞与基膜之间均有肌上皮细胞。

（2）分泌管　由于舌下腺的分泌管较短，故切片中较难找到分泌管。

## （三）下颌下腺（submandibular gland）

取材于人下颌下腺，HE 染色。

**1.低倍镜观察**　下颌下腺实质被粉红色的结缔组织分隔成许多小叶。小叶内充满圆形、椭圆形或不规则形的腺泡，颜色深浅不一。色深者为浆液性腺泡，色浅者为黏液性腺泡，此外还有深浅混合的混合性腺泡，但主要为浆液性腺泡（图9-14）。小叶内闰管较少，粗大的分泌管较多。

小叶间结缔组织内有粗大的小叶间导管，形态同腮腺、舌下腺。

**2. 高倍镜观察** 各种腺泡结构同舌下腺。各种导管结构同腮腺（图9-14）。

## （四）胰腺（pancreas）

取材来源不明，HE染色。

**1. 肉眼观察** 可见许多不规则的紫红色小块，其内有散在分布的浅染区域。

**2. 低倍镜观察** 胰腺实质被粉红色的结缔组织分割成许多边界不完整的小叶。小叶内为大量着色较深的腺泡，腺泡间有闰管和小叶内导管，但无分泌管。腺泡间散在分布有着色较浅、大小不等、形态不一的胰岛（图9-15）。小叶间结缔组织内有小叶间导管。

**3. 高倍镜观察**（图9-15）

（1）腺泡 为浆液性腺泡，圆形、椭圆形或不规则形。腺细胞呈锥体形；胞核圆形，位于细胞基部。细胞基部胞质着色深，顶部胞质内有红色分泌颗粒。腺泡腔内可见数个扁平或立方形的泡心细胞，胞质着色较浅；胞核扁圆形，居于细胞顶部。

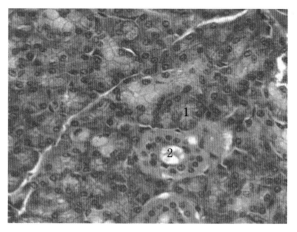

1 浆液性腺泡　2 导管

**图9-14 下颌下腺（HE染色　低倍）**

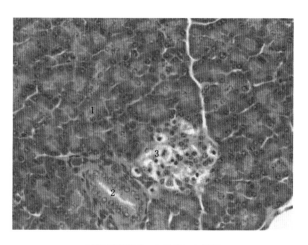

1 浆液性腺泡　2 导管　3 胰岛

**图9-15 胰腺（HE染色　低倍）**

（2）闰管 由单层扁平或矮立方上皮围成，管径小；周围有薄层结缔组织。

（3）小叶内导管 位于小叶内。管壁为单层立方上皮，管腔稍大；周围结缔组织渐增多。

（4）小叶间导管 位于小叶之间。管壁为单层矮柱状上皮，管腔较大；周围结缔组织更多。

（5）胰岛 为散在分布于外分泌部腺泡之间的着色较浅、大小不等、形状不定的细胞团，周围被覆少量结缔组织，与腺泡相分隔。胰岛细胞呈圆形、椭圆形或多边形，相互连接成索状或团块状；细胞核呈圆形，位于细胞中央；胞质呈粉红色。HE染色切片不易区分胰岛各种细胞。

（五）肝脏（猪）（liver）

取材于猪肝，HE 染色。

**1. 肉眼观察**　为不规则的紫红色小块。

**2. 低倍镜观察**　染为浅粉色的结缔组织包绕肝组织，形成许多多边形的肝小叶，肝小叶之间可见门管区（图 9-16）。

（1）肝小叶　呈多边形或不规则形，小叶周边结缔组织多，小叶界限清楚。中央静脉居于小叶中央；但有的肝小叶中央静脉并非完全位于中央，有的肝小叶无中央静脉（与肝小叶的切面有关）。肝索、肝血窦围绕中央静脉呈放射状排列。

（2）门管区　位于肝小叶之间的结缔组织内，内含小叶间动脉、小叶间静脉和小叶间胆管的断面。

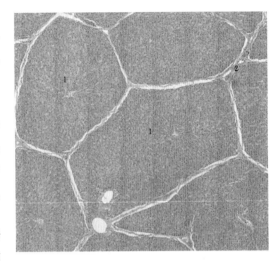

1 肝小叶　2 门管区

**图 9-16　猪肝（HE 染色 低倍）**

**3. 高倍镜观察（图 9-17）**

（1）肝索　由一行或两行肝细胞组成。肝细胞体积大，呈多边形，胞质呈粉红色；胞核呈圆形，居于细胞中央，着色浅，核仁清楚，有时可见双核。

（2）肝血窦　为肝索间的不规则空隙。窦壁由内皮细胞围成；内皮细胞扁而薄，含核的部分略厚凸向窦腔，胞核呈长杆状。

（3）门管区（图 9-18）

①小叶间动脉管径较细，腔小壁厚，内皮外有几层环形平滑肌。

②小叶间静脉管径较粗，腔大而不规则，壁薄。

③小叶间胆管管径较小，管腔狭小，管壁由单层立方上皮围成。

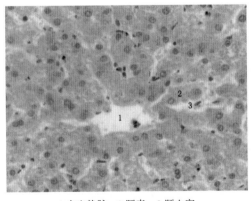

1 中央静脉　2 肝索　3 肝血窦

**图 9-17　猪肝（HE 染色　高倍）**

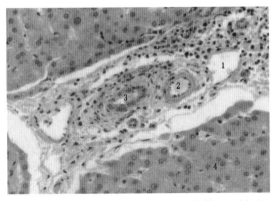

1 小叶间静脉　2 小叶间动脉　3 小叶间胆管　4 肝小叶

**图 9-18　门管区（HE 染色　高倍）**

### （六）肝脏（人）（liver）

取材于人肝，HE 染色。

**1. 肉眼观察**　为不规则的紫红色小块。

**2. 低倍镜观察**　因肝小叶周围的结缔组织很少，故肝小叶边界不清（图 9-19）。

（1）肝小叶　呈多边形或不规则形，小叶界限不清。中央静脉居于小叶中央；肝索、肝血窦围绕中央静脉呈放射状排列。

（2）门管区　位于相邻肝小叶之间的结缔组织较多的地方，内含小叶间动脉、小叶间静脉和小叶间胆管的断面。

**3. 高倍镜观察**　同猪肝（图 9-20）。

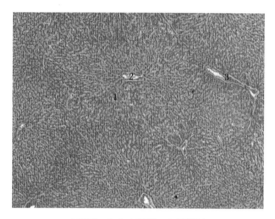

1 肝索　2 中央静脉　3 门管区

**图 9-19　人肝（HE 染色　低倍）**

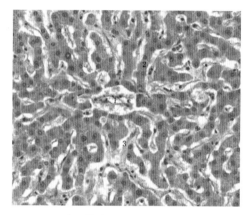

1 中央静脉　2 肝索　3 肝血窦

**图 9-20　人肝（HE 染色　高倍）**

## 三、示教内容

### （一）胆小管

取材于鼠肝，银染。

**高倍镜观察**　肝细胞胞质和胞核均呈淡黄色，肝血窦不清楚。胆小管呈棕黑色线条，相互连接成网（图 9-21）。

### （二）胆囊

取材于小鼠胆囊，HE 染色。

**低倍镜观察**

（1）黏膜　突出形成许多高矮不等且有分支的皱襞（图 9-22）；皱襞上皮下陷形成黏膜窦，有时呈封闭的腔隙。上

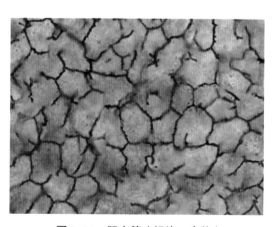

**图 9-21　胆小管（银染　高倍）**

皮为单层柱状上皮；固有层为薄层结缔组织，内含丰富的小血管。

（2）肌层　平滑肌纤维稀疏排列且不规则，大致分为内环、外纵两层。

（3）外膜　较厚，与肝脏附着处为纤维膜，其余均为浆膜。

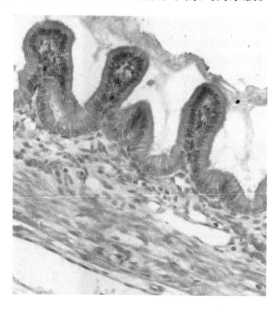

1 皱襞

**图 9-22　胆囊（HE 染色　低倍）**

## 四、思考题

1. 浆液性腺泡和黏液性腺泡的形态结构特点是什么？如何区分腮腺、舌下腺、下颌下腺？

2. 胰腺外分泌部的结构特点是什么？胰岛的组成及分布，有何功能？

3. 肝小叶的组成及各部分的形态结构特点是什么？有何功能？

4. 试述门管区的位置，其内各管道的来龙去脉及结构特点。

# 第十章 呼吸系统 ▷▷▷

## 一、实验目的

1. 了解鼻嗅黏膜与喉黏膜的结构。
2. 熟悉气管的组织结构及其与功能的关系。
3. 掌握肺的组织结构，肺内各级支气管的结构特点，肺泡的结构及其功能。

## 二、实验内容

### （一）气管（trachea）

取材于猫的气管，Susa 氏液固定，HE 染色。

**1. 肉眼观察** 切片中蓝色半环形结构为气管软骨环，缺口处为平滑肌。

**2. 低倍镜观察** 由内向外观察气管的三层结构（图 10-1）。

（1）黏膜 分上皮和固有层。上皮为假复层纤毛柱状上皮，基膜较明显，呈粉红色；固有层结缔组织内有弥散淋巴组织，部分可见腺体导管的断面。

（2）黏膜下层 为疏松结缔组织，颜色较浅，其中含有混合腺、血管和神经等。

（3）外膜 由透明软骨和疏松结缔组织构成。在软骨缺口处可见平滑肌纤维束，大部分为纵切面，少量为横断面。外膜有时可见神经的横断面。

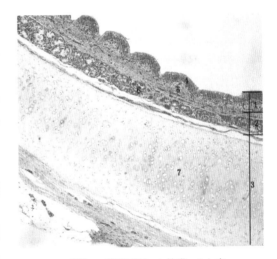

1 黏膜　2 黏膜下层　3 外膜　4 上皮
5 固有层　6 混合腺　7 透明软骨

**图 10-1　气管横切面（HE 染色　低倍）**

**2. 高倍镜观察**

（1）假复层纤毛柱状上皮内夹有杯状细胞，杯状细胞顶部胞质内因含有黏原颗粒，在 HE 染色过程中黏原颗粒被溶解而呈空泡状；细胞核位于细胞中部，呈倒三角形。纤毛细胞呈柱状，游离面有纤毛，细胞核卵圆形，位于细胞中部。基细胞、小颗粒细胞和刷细胞不易辨认。

（2）基膜下方为固有层，其与黏膜下层交界处可见红色的呈小亮点状的弹性纤维层，可作为固有层与黏膜下层的分界。

（3）黏膜下层可见较多混合腺。

## （二）肺（lung）

取材于狗的肺，HE 染色。

**1. 肉眼观察**　为一多孔的海绵状组织，大部分为肺的呼吸部，其中大小不等的腔隙为各级支气管和肺内动、静脉的断面。

**2. 低倍镜观察**

（1）小支气管　黏膜上皮为假复层纤毛柱状上皮，固有层为薄层结缔组织，其与黏膜下层之间出现了少量平滑肌纤维。黏膜下层为疏松结缔组织，含少量混合性腺，外膜由散在的透明软骨片和疏松结缔组织构成。外膜的疏松结缔组织内可见小动脉和小静脉的断面，在小支气管的外侧可见到伴行的肺动脉分支。

（2）细支气管　管腔较小，上皮为单层纤毛柱状上皮，固有层薄，平滑肌相对增多，成层环绕在黏膜外面。黏膜下层很薄，可见少量腺体或无腺体。外膜的软骨片小而少甚至消失。

（3）终末细支气管　管腔更小，腔面有起伏不平的皱襞。上皮为单层柱状上皮，无杯状细胞；混合腺及软骨片已完全消失；形成完整的环行平滑肌层（图 10-2、10-3）。

（4）呼吸性细支气管　管壁上出现少量肺泡开口，故管壁不完整。其上皮为单层立方上皮。上皮外仅有少量平滑肌和结缔组织（图 10-3）。有时可见细支气管、终末细支气管、呼吸性细支气管、肺泡管、肺泡囊、肺泡因纵切面而相连，可据此了解肺内导气部到呼吸部的管壁结构变化规律

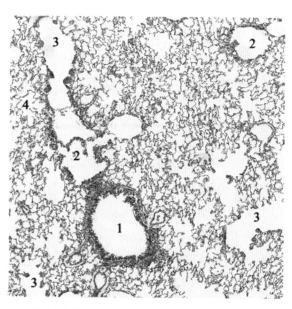

1 终末支气管　2 呼吸性细支气管　3 肺泡管　4 肺泡囊
**图 10-2　肺（HE 染色　低倍）**

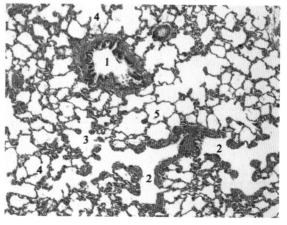

1 终末细支气管　2 呼吸性细支气管　3 肺泡管
4 肺泡囊　5 肺泡
**图 10-3　肺（HE 染色　低倍）**

（图 10-2、10-3）。

（5）肺泡管　管腔较长且大，管壁上有很多肺泡的开口，其管壁位于相邻的肺泡开口之间，呈结节状，由一小束横断的平滑肌纤维及被覆其表面的单层立方上皮构成（图 10-2、10-3）。

（6）肺泡囊　为数个肺泡共同开口处，因相邻的肺泡之间无管壁结构，故切片中无结节状膨大（图 10-2、10-3）。

（7）肺泡　为半球形的薄壁囊泡，开口于呼吸性细支气管、肺泡管和肺泡囊（图 10-3）。

（8）肺泡隔　位于相邻肺泡之间，为薄层结缔组织（图 10-2、10-3、10-4）。

**3. 高倍镜观察**　肺泡腔面衬有一层肺泡上皮，内含 I 型肺泡细胞和 II 型肺泡细胞。扁平的 I 型肺泡细胞数量多，但很薄不易辨认，仅能看到其凸向肺泡腔的扁平的细胞核（图 10-4）。II 型肺泡细胞呈圆形或立方形，细胞核圆形，胞质着色浅，呈泡沫状。

肺泡隔内可见毛细血管的断面，还可见肺巨噬细胞，呈椭圆形或不规则形，其吞噬尘埃颗粒后即称尘细胞，胞质内含有大量吞噬的棕黑色颗粒，细胞核有时可被颗粒掩盖（图 10-4）。有些肺泡腔内也可见肺巨噬细胞。

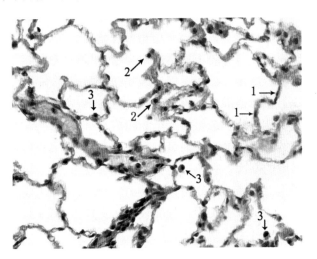

1 I 型肺泡细胞　2 II 型肺泡细胞　3 肺巨噬细胞
**图 10-4　肺（HE 染色　高倍）**

## 三、示教内容

### （一）嗅黏膜

取材于狗的嗅黏膜，HE 染色。

**1. 肉眼观察**　为一细长组织，呈紫色的边缘即为嗅黏膜。

**2. 低倍镜观察**

（1）嗅黏膜上皮为假复层柱状上皮。

（2）固有层为薄层疏松结缔组织，内含血管、无髓神经纤维和浆液性嗅腺。

**3. 高倍镜观察**　嗅上皮由嗅细胞、高柱状的支持细胞和锥形的基细胞组成。嗅细胞呈梭形，胞质着色较深，细胞核呈圆形或椭圆形，位于细胞中央，染色质较浓密，细胞顶端的嗅毛不易看清。

（二）喉

取材于人的喉，HE 染色。

**1. 肉眼观察** 凹凸不平的一面，为喉黏膜面。凹陷处为喉室，其上面皱襞稍薄、颜色较深为假声带（前庭襞），其下面皱襞颜色浅且厚为真声带（声襞）。

**2. 低倍镜观察**

（1）假声带的黏膜上皮为假复层纤毛柱状上皮；固有层的疏松结缔组织中含有弥散淋巴组织。黏膜下层的疏松结缔组织中含有混合腺。黏膜与黏膜下层之间无明显界限，外膜由结缔组织和软骨构成（有的未切到软骨）。

（2）真声带的黏膜上皮为复层扁平上皮；固有层的结缔组织中可见弹性纤维的横断面，无腺体。声带肌为横断的骨骼肌。外膜由软骨和结缔组织构成。

## 四、思考题

1. 气管的组织结构如何？气管软骨环缺口处填充何种组织？有何生理功能？

2. 肺导气部各段管壁的结构特点及演变规律如何？

3. 肺呼吸部各段的结构特点如何？

4. 肺泡隔的结构特点如何？试述肺巨噬细胞的分布、来源、功能和结局。

5. 细支气管和终末细支气管为何在生理上可调节进出肺的气流量？

6. 气体交换在何处进行？需经过哪些结构？

# 第十一章　泌尿系统 ▷▷▷▷

## 一、实验目的

1. 掌握肾单位的组成及形态结构特点。
2. 熟悉球旁复合体的位置、组成及光镜结构特征。
3. 了解集合管结构及肾内血液循环特点。

## 二、实验内容

### 肾脏（kidney）

取材于兔肾脏，HE 染色。

**1. 肉眼观察**　肾表层深红色部分是肾皮质，深部浅红色部分为肾髓质。

**2. 低倍镜观察**　从表面向深部逐步观察。

（1）被膜　为包在肾表面的致密结缔组织。

（2）皮质　包括髓放线和迷路（图 11-1）。

① 髓放线与皮质迷路相间排列，可见与髓质相延续的纵行管道。

②皮质迷路由球形的肾小体与许多弯曲的肾小管组成。皮质迷路的中央有纵行的小叶间动静脉，是肾小叶的分界标志。

（3）髓质　位于肾皮质深层，可见肾小管直部、细段和集合管的不同切面。

（4）肾间质　在分泌小管之间的少量结缔组织为肾间质，内含血管和神经等。

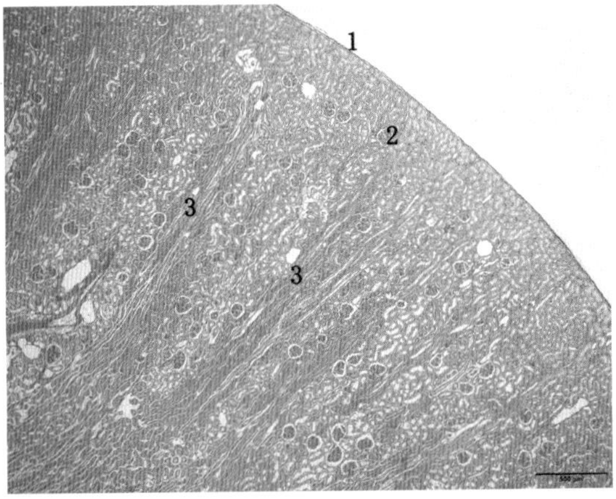

1 被膜　2 肾小体　3 髓放线
**图 11-1　肾皮质（HE 染色　低倍）**

**3. 高倍镜观察**

（1）皮质迷路

① 肾小体：由血管球和肾小囊组成（图 11-2），切片中有时可见到肾小体的血管极和尿极。血管球呈圆形或椭圆形，有许多毛细血管切面及一些蓝染的细胞核，内皮细

胞、足细胞和系膜细胞不易区分。肾小囊围在血管球的外周，壁层为单层扁平上皮，在尿极处与近端小管上皮相续。脏层的足细胞核较大，胞体紧贴于血管球的毛细血管壁，与内皮不易区分，两层间的腔隙即为肾小囊腔。

② 近端小管曲部：位于肾小体附近，管径粗，管腔窄而不规则。管壁上皮为单层，呈锥体形，细胞界限不清，胞质嗜酸性强，着红色，游离面可见刷状缘，基底部可见纵纹，胞核圆形，位于细胞基部，切面上胞核排列疏落。

③ 远端小管曲部：位于肾小体附近，管腔大而规则。管壁薄，管壁上皮

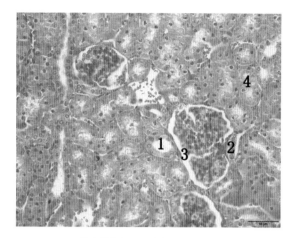

1 远端小管曲部　2 致密斑　3 肾小囊腔
4 近端小管曲部
**图 11-2　肾小体（HE 染色　高倍）**

为单层，呈立方形，细胞界限较清楚，胞质弱嗜酸性，着粉红色或红紫色，无刷状缘，基底部亦可见纵纹，核圆而居中，排列较密集。致密斑在远曲小管紧贴肾小体血管极处，可见上皮细胞呈高柱状，胞核椭圆形，位于细胞顶部，排列紧密。

（2）髓放线

① 近端小管直部：结构同曲部，但上皮较低，管径更细些。

② 远端小管直部：结构同曲部，但上皮较低，管径更细些。

③ 集合小管：管径粗，管壁由单层立方上皮构成，细胞界限清楚，胞核圆而居中，胞质清亮（图 11-3）。

（3）髓质　近皮质部分称为外带，深层部分称为内带。

① 近端小管直部：仅见于髓质外带，结构同髓放线中的近直小管。

② 远端小管直部：位于髓质内带和外带，结构同髓放线中的远直小管。

③ 细段：在髓质内带较多，管径细小，由单层扁平上皮组成，上皮细胞的核卵圆形，突入管腔，注意与毛细血管相区别（图 11-3）。

④ 集合小管：结构同上（图 11-3）。

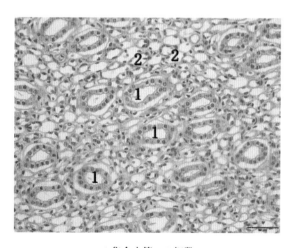

1 集合小管　2 细段
**图 11-3　肾集合小管（HE 染色　高倍）**

## 三、示教内容

### （一）球旁细胞

取自于人肾脏，HE 染色。

**高倍镜观察**　肾小体的入球小动脉管壁平滑肌呈上皮样排列，细胞立方形，核圆。由于肌丝少故胞质着色较一般平滑肌浅。

### （二）致密斑

取自于兔肾脏，HE 染色。

**高倍镜观察**　在远端小管贴近血管极处的局部上皮细胞呈高柱状，胞核排列密集，即为致密斑（图 11-2）。其与肾血管极之间密集的细胞团为球外系膜细胞。

## 四、思考题

1. 为什么近端小管曲部管径粗、管腔窄而不规则、细胞界限不清？
2. 为什么光镜中皮质迷路内见不到细段？

# 第十二章 皮 肤 ▷▷▷

## 一、实验目的

1. 掌握表皮各层的组织结构。
2. 熟悉真皮的结构。
3. 了解皮肤的附属器。

## 二、实验内容

### 掌皮（metacarpal skin）

本片取材于人手掌皮，纵切面，HE 染色。

**1. 肉眼观察** 染色较红的部分为表皮，粉红色的部分为真皮，皮下组织着色非常浅淡。

**2. 低倍镜观察**

（1）表皮 由角化的复层扁平上皮组成，较厚，由浅层向深层分为角质层、透明层、颗粒层、棘层、基底层五层。角质层中可见连续成串的小腔隙，即为螺旋状行走的汗腺导管的断面（图 12-1）。

（2）真皮 由致密结缔组织组成。表皮基底部与真皮交界处凹凸不平，真皮近基底层处染色较浅，纤维细密凸向表皮形成许多真皮乳头，故称乳头层。其深部为网织层，纤维粗大成束，染色较红，排列不规则。两者间无明显的分界。在网织层内可见到汗腺的分泌部和导管部（图 12-1）。

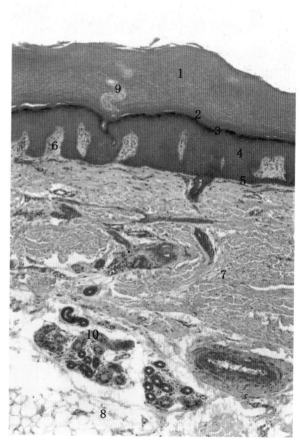

1 角质层 2 透明层 3 颗粒层 4 棘层 5 基底层
6 乳头层 7 网织层 8 皮下组织 9 汗腺导管 10 汗腺
**图 12-1 手掌皮肤（HE 染色 低倍）**

（3）皮下组织 与网织层无明显界限，由大量脂肪组织和少量疏松结缔组织构成，可见成团分布的汗腺分泌部及汗腺导管、较大的血管和环层小体等（图12-1）。

**3. 高倍镜观察**

（1）表皮 由表面的角质层至深部的基底层，依次可见如下分层。

①角质层：较厚，为数十层扁平的角质细胞构成，细胞界限不清，呈嗜酸性均质状，核消失。角质层中有时可见螺旋走行的汗腺导管（图12-1、12-2）。

②透明层：较薄，由2～3层扁平细胞构成，细胞界限不清，核消失。胞质呈强嗜酸性均质状，折光性强。有的标本此层不清楚（图12-2、12-3）。

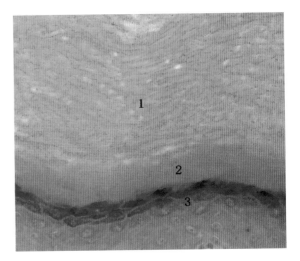

1 角质层　2 透明层　3 颗粒层
**图 12-2　手掌皮肤（HE 染色　高倍）**

③颗粒层：为3～5层梭形细胞构成，核浅染或退化消失，在细胞中呈现圆形或椭圆形空白区；胞质中充满强嗜碱性的透明角质颗粒（图12-2、12-3）。

④棘层：由4～10层多边形细胞组成，细胞体积较大，胞质弱嗜碱性，将光调暗后隐约可见相邻细胞之间有许多短小的棘状突起镶嵌连接（图12-3、12-4）。

⑤基底层：为一层立方或矮柱状细胞，细胞界限不清，排列整齐，胞核椭圆形，胞质少，强嗜碱性（图12-3）。

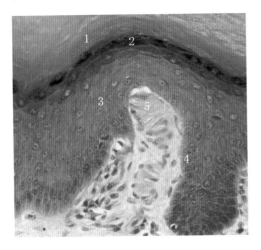

1 透明层　2 颗粒层　3 棘层　4 基底层　5 触觉小体
**图 12-3　手掌皮肤（HE 染色　高倍）**

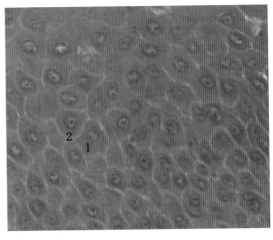

1 棘细胞　2 细胞间桥
**图 12-4　棘层（HE 染色　高倍）**

（2）真皮 其内的汗腺分泌部盘曲成团，在切片中成群存在，上皮为单层立方或矮柱状细胞，在上皮和基膜之间有肌上皮细胞。汗腺导管的管腔较小，管壁由两层染色较深的立方细胞构成（图 12-5）。有的真皮乳头内有丰富的毛细血管，有的乳头内可见触觉小体（图 12-3、12-6）。

（3）皮下组织 在真皮深部，较为疏松，除见到汗腺、血管和神经的断面外，还有大量的脂肪组织存在（图 12-1）。

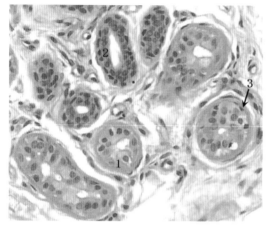

1 分泌部　2 导管部　3 肌上皮细胞

**图 12-5　汗腺（HE 染色　高倍）**

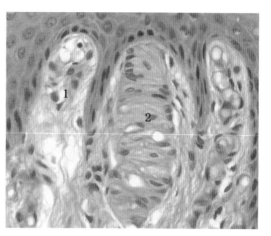

1 真皮乳头层　2 触觉小体

**图 12-6　触觉小体（HE 染色　高倍）**

## 三、示教内容

### 头皮

本片取材于人头皮纵切面，HE 染色。

**1. 肉眼观察** 表皮之处可见有毛发。

**2. 低倍镜观察** 首先分辨出表皮和真皮，并与掌皮进行比较。其表皮较薄，无透明层，颗粒层和角质层都很薄；真皮较厚，内有毛根、立毛肌、皮脂腺和汗腺等，有的毛根和汗腺可伸至皮下组织（图 12-7～9）。

**3. 高倍镜观察**

（1）毛 由数层角质细胞构成，制片过程中有的毛发脱落。毛干是露出皮肤外的部分，毛根是埋藏在皮肤内的部分。毛囊包裹在毛根外，为一深染的管状鞘囊，由一层与表皮相延续的上皮根鞘及其周围的致密结缔组织构成，毛囊在切片中往往被切成各种不同的断面。毛根和毛囊末端合为一体的球

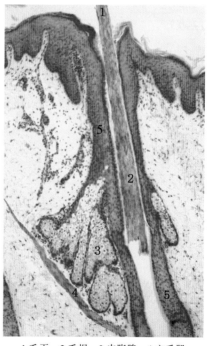

1 毛干　2 毛根　3 皮脂腺　4 立毛肌
5 毛囊上皮根鞘

**图 12-7　头皮（HE 染色　低倍）**

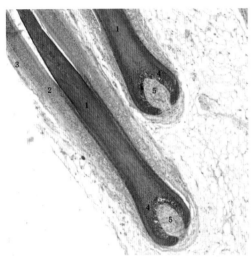

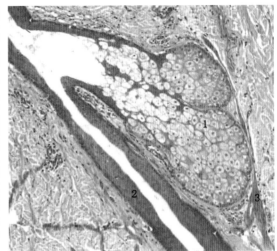

1 毛根　2 毛囊上皮根鞘　3 毛囊结缔组织鞘
4 毛球　5 毛乳头

**图 12-8　毛（HE 染色　低倍）**

1 皮脂腺　2 毛囊上皮根鞘　3 立毛肌

**图 12-9　皮脂腺（HE 染色　高倍）**

形膨大处为毛球，毛球基部凹陷处为毛乳头，内含有结缔组织、毛细血管和神经末梢（图 12-7、12-8）。

（2）皮脂腺　位于毛囊与立毛肌之间，分泌部边缘细胞较小，染色较深，越近分泌部中央，细胞越大，含脂滴越多，核也逐渐退化消失，因制片过程中脂质溶解，故中央部分的细胞呈空泡状。皮脂腺导管很短，由复层扁平上皮组成，开口于毛囊上段（图 12-9）。

（3）立毛肌　为一束斜行平滑肌，在毛囊与表皮的钝角侧（图 12-7、12-9），其一端附于毛囊，另一端止于真皮乳头层。由于切面的关系，立毛肌往往不成束状，而只看到被切断的肌纤维。

## 四、思考题

1. 表皮可分几层？请从表皮各层结构特点来说明其角化过程。
2. 简述表皮与真皮的结构特点。
3. 请比较掌皮与头皮的异同。

# 第十三章 **眼和耳** ▷▷▷

## 一、实验目的

1. 熟悉眼球壁的结构。掌握角膜及视网膜的组织结构。
2. 熟悉螺旋器、位觉斑和壶腹嵴的结构。

## 二、实验内容

### （一）眼球（eyeball）

#### 肉眼观察

眼球的切面近圆形，前部稍向前凸，后部有视神经。一般均有完整眼球壁和晶体状。玻璃体位于晶状体后面与视网膜间的空间，生活状态时充满透明的胶体，但在制作标本时不能保存，故呈空腔。

眼球壁的三层可以从颜色和形态上进行区分。

**1. 纤维膜 (fibrous tunic)** 位于最外层，其中角膜在眼球前部，稍向前凸；巩膜则在眼球后部。有的标本可见巩膜前部表面被覆球结合膜。

**2. 血管膜 (vascular tunic)** 位于纤维膜内侧，呈棕黑色的膜，自前向后分层如下。

（1）虹膜 位于角膜之后、晶状体之前。中央的缺口是瞳孔。

（2）睫状体 是由脉络膜向前增厚的部分。

（3）脉络膜 在眼球后部紧贴于巩膜内面。

**3. 视网膜 (retina)** 血管膜内面颜色略浅的膜。其中在脉络膜内侧的为视网膜视部，常与脉络膜剥离。

#### 显微镜下以低倍镜观察为主（必要时换高倍镜）

**1. 纤维膜** 在眼球前部为角膜，后部为巩膜，二者移行区的部位为角膜缘。

（1）角膜 自前向后可以区分出五层（图 13-1）。

①角膜上皮：为复层扁平上皮，与以前所见的复层扁平上皮比较，基部平坦，不含色素。

②前界层：为均匀浅染的薄膜。

③角膜基质：由大量成层排列的胶原原纤维束组成，各层纤维束排列整齐，与表面平行，层间有成纤维细胞分布，无血管。

④后界层：也是一层均匀一致的薄膜。

⑤角膜内皮：在角膜的最内面，是一单层扁平上皮。

（2）巩膜（图13-2）厚，主要由大量胶原纤维构成，纤维束之间为成纤维细胞及少量色素细胞。

角膜缘内侧有一不规则的管腔为巩膜静脉窦的断面，在其内侧可见呈筛网状的小梁网（图13-3）。

**2. 血管膜**

（1）虹膜　由前向后可分三层（图13-3）。

①前缘层：由不连续的成纤维细胞和色素细胞构成。胞质内充满色素颗粒，细胞界限不清。

②虹膜基质：较厚，为富含血管和色素细胞的疏松结缔组织。

③上皮层（视网膜虹膜部）：由二层细胞构成，前层为肌上皮细胞，近瞳孔缘处呈环形走行，为横切面或者斜切面，称瞳孔括约肌；其外侧肌上皮细胞呈放射状排列，细胞之间无明显界限，胞质连成细带状，称为瞳孔开大肌。后层细胞由色素上皮细胞构成，胞质中充满色素颗粒。

（2）睫状体（图13-3）位于虹膜后方，呈三角形。由外向内分为三层。

①睫状肌层：由三种排列方向不同的平滑肌构成。

②基质：较薄，为富含血管和色素细胞的结缔组织。

③睫状体上皮层（视网膜睫状体

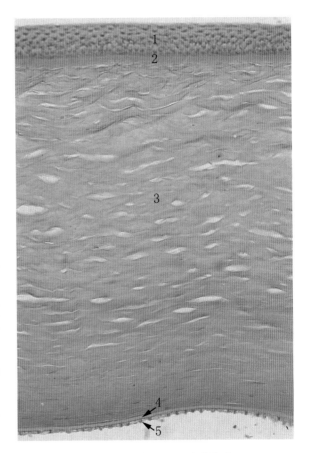

1 角膜上皮　2 前界层　3 角膜基质
4 后界层　5 角膜内皮
**图 13-1　角膜（HE 染色　低倍）**

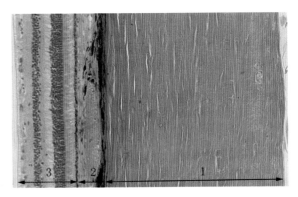

1 巩膜　2 脉络膜　3 视网膜
**图 13-2　眼球壁（HE 染色　低倍）**

部）：由两层细胞构成。外层的细胞为色素上皮，内层的细胞呈立方形，细胞内无色素颗粒，染色浅，又称非色素上皮层。

（3）脉络膜（图13-2）在巩膜内侧，由富含血管和色素细胞的疏松结缔组织构成。

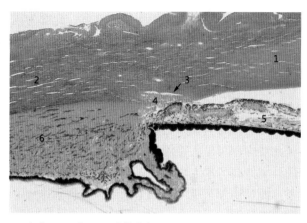

1 角膜　2 巩膜　3 巩膜静脉窦　4 小梁网　5 虹膜　6 睫状体

图 13-3　角膜 – 巩膜移行区（HE 染色　低倍）

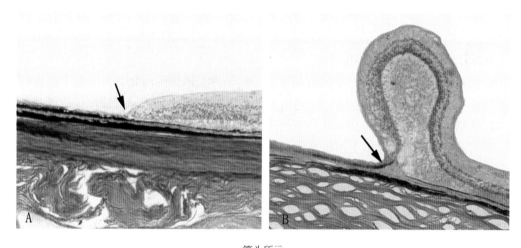

箭头所示

图 13-4　锯齿缘（HE 染色　低倍）

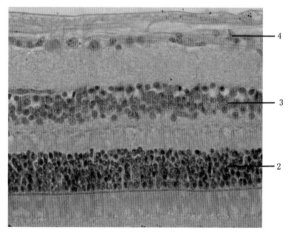

1 色素上皮层　2 视细胞层　3 双极细胞层　4 节细胞层

图 13-5　视网膜（HE 染色　高倍）

在睫状体与脉络膜交界处可见视网膜细胞层数增多，此部为视网膜盲部和视部交界处，称为锯齿缘（图13-4 A），因制片的原因，此处常隆起（图13-4B）。

**3. 视网膜视部（图13-2、13-5）** 在脉络膜的内侧，由多层细胞组成。在普通染色标本上不能观察到各种细胞的形态，由外向内观察，可以辨认以下各层。

（1）色素上皮层 由单层立方形色素上皮细胞构成。细胞质内可见大量粗大、棕黄色黑素颗粒。制片时，此层极易与视细胞层分离。

（2）视细胞层 此层中部可见大量深染、小而圆的视细胞的胞核密集排列，但胞体难以区分。视细胞的外突伸向色素上皮层；内突短，呈淡粉红色。

（3）双极细胞层 此层中部可见双极细胞的细胞核聚集排列，但较薄。双极细胞的突起构成内外呈红色的部分。

（4）节细胞层 位于双极细胞层的内面，细胞核较大，形成散在的细胞层。玻璃体侧可见水平走行的节细胞突。

## （二）耳蜗（cochlea）

取材于人或豚鼠耳蜗，HE染色。

**1. 肉眼观察** 呈锥体形，中央着色深的是蜗轴。在蜗轴的两侧各有三四个圆形的管状结构，即为耳蜗的横切面。

**2. 低倍镜观察** 蜗轴除骨组织外有许多无髓神经纤维及成群的螺旋神经节细胞的胞体，其突起在HE染色标本上不易观察。

观察耳蜗骨性管道的切面，可见在骨性管道内套有一个三角形的膜性管道，即为蜗管。蜗管分隔骨性蜗管，位于蜗管上方的为前庭阶，下方的为鼓室阶（图13-6）。

蜗管：由三个壁围成。

①上壁：为前庭膜，是由两层单层扁平上皮中间夹有少量结缔组织构成的薄膜，是前庭阶和蜗管的分界。

②外壁：为含有毛细血管的复层柱状上皮（即血管纹）及其下方增厚的骨膜（即螺旋韧带）。

③下壁：为蜗管和鼓室阶之间的分界部，由两部分组成：内侧是由蜗轴向外伸出的骨组织构成，被染成紫红色，称为骨性螺旋板；外侧为膜性组织，被染成红色，称为基膜。基膜的鼓室阶面衬有一层扁平上皮，其蜗管面的上皮分化为螺旋器。在螺旋器的上方可见一薄膜称盖膜。

**3. 高倍镜观察**

螺旋器：是由毛细胞和支持细胞（柱细胞、指细胞）组成。在基膜上可见由内柱细胞与外柱细胞围成的内隧道。在内柱细胞的内侧为内指细胞，其上为内毛细胞，均为一排；在外柱细胞的外侧为外指细胞，其上为外毛细胞，均为3～4排（图13-7）。

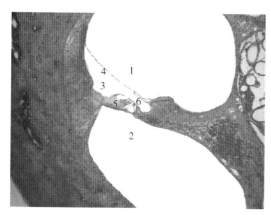 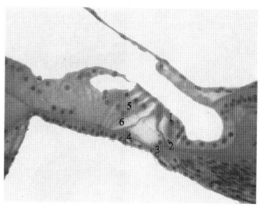

1 前庭阶　2 鼓室阶　3 膜蜗管
4 前庭膜　5 螺旋器　6 盖膜

**图 13-6　耳蜗（HE 染色　低倍）**

1 内毛细胞　2 内指细胞　3 内柱细胞
4 外柱细胞　5 外毛细胞　6 外指细胞

**图 13-7　耳蜗（HE 染色　高倍）**

## 三、示教内容

### （一）黄斑

黄斑为视网膜后极的区域（生活状态下呈浅黄色），其中央有一凹陷称为中央凹，该处视网膜最薄，只有色素上皮细胞和视锥细胞（图 13-8），其他各层细胞均斜向两侧（有的切片未切到）。

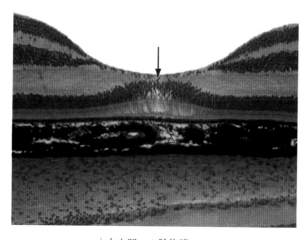

↓中央凹　△脉络膜
**图 13-8　黄斑（HE 染色　低倍）**

### （二）视神经乳头

为节细胞的轴突汇集并穿出眼球壁之处。不含视网膜各种细胞。乳头边缘突起，中央凹陷。视神经纤维在此处集合成束，束间有神经胶质细胞。神经束外面有结缔组织膜包裹并与巩膜相连续。

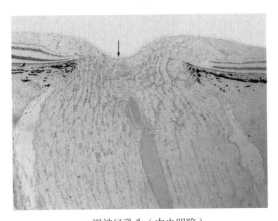

→ 视神经乳头（中央凹陷）

**图 13-9　视神经乳头（HE 染色　低倍）**

### （三）壶腹嵴

壶腹嵴是由半规管壶腹一侧的黏膜增厚而成。此处的上皮为柱状，上皮表面有帽状的均质物覆盖（即壶腹帽）（图 13-10）。

### （四）位觉斑

位觉斑包括椭圆囊斑和球囊斑，分别位于椭圆囊和球囊壁的局部。斑是由局部黏膜增厚隆起而成（图 13-10）。

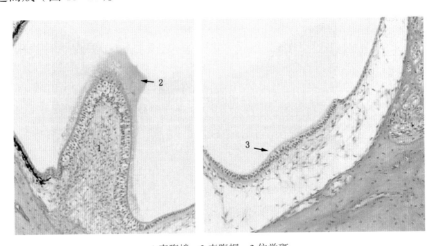

1 壶腹嵴　2 壶腹帽　3 位觉斑

**图 13-10　壶腹嵴和位觉斑（HE 染色　低倍）**

### 四、思考题

1. 角膜由外向内分为哪几层？
2. 试述视网膜的分层。
3. 试述螺旋器的组成。

# 第十四章  内分泌系统 ▷▷▷▷

## 一、实验目的

1. 掌握甲状腺的结构特点。

2. 掌握肾上腺皮质和髓质的结构特点。

3. 熟悉垂体各部的结构及腺垂体三种细胞的特点。

4. 了解甲状腺滤泡旁细胞镀银染色的特点。

## 二、实验内容

### （一）甲状腺（thyroid gland）

本片取材自狗甲状腺和甲状旁腺，HE 染色。

**1. 肉眼观察**  切片染成红色的大部分是甲状腺，在它的侧方着紫蓝色的小圆块是甲状旁腺。

**2. 低倍镜观察**  甲状腺外面包着染成淡红色的结缔组织被膜，腺实质由大小不等的滤泡所组成。滤泡腔内为染成红色的胶质（图 14-1）。

**3. 高倍镜观察**  滤泡由单层立方上皮围成，滤泡腔内充满粉红色均匀一致的胶质，滤泡上皮细胞之间或滤泡与滤泡之间可见到滤泡旁细胞，胞体较大，呈椭圆形，胞质着色浅（图 14-2）。滤泡间结缔组织中含有丰富的血管。

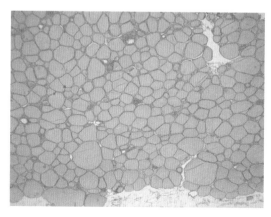

**图 14-1  甲状腺（HE 染色  低倍）**

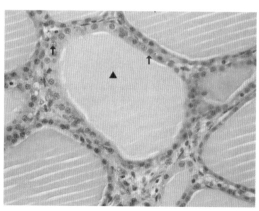

↑滤泡上皮细胞  ▲胶质  ↑滤泡旁细胞

**图 14-2  甲状腺（HE 染色  高倍）**

## （二）肾上腺（adrenal glang）

本片取材自猴肾上腺，HE 染色。

**1. 肉眼观察**　周围染色较深的部分为皮质，中间着色较浅的为髓质。

**2. 低倍镜观察**　腺体外面包着致密结缔组织构成的被膜（图 14-3）。

（1）皮质　由于细胞排列方式不同，由表及里可区分为三个细胞带。

①球状带：紧接被膜下方，较窄，腺细胞的胞质染色较深。

②束状带：位于球状带的深部，最宽，腺细胞的胞质染色浅。

③网状带：位于束状带的深部，较窄，腺细胞的胞质染色较深。

（2）髓质　染色深。

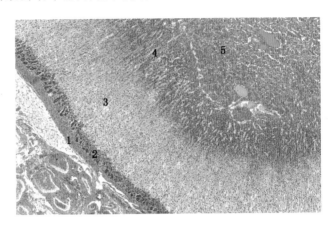

1 被膜　2 球状带　3 束状带　4 网状带　5 髓质

图 14-3　肾上腺（HE 染色　低倍）

**3. 高倍镜观察**

（1）皮质　球状带细胞多为立方形或矮柱状，排列成团，细胞团之间的间隙有毛细血管（图 14-4）。束状带细胞胞体较大，呈多边形，染色淡排列成束状，束间有毛细血管（图 14-5）。网状带细胞胞体较小，着色较深，细胞排列成索，并交织成网，网的间隙有毛细血管（图 14-6）。

（2）髓质　主要含嗜铬细胞，胞体大呈多边形，胞质染成淡紫色，细胞排列成索并交织成网，网眼内有毛细血管。髓质中还可见到管腔大管壁薄的中央静脉及其分支和少量交感神经节细胞（图 14-7）。

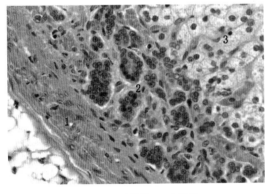

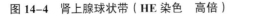

1 被膜　2 球状带　3 束状带

图 14-4　肾上腺球状带（HE 染色　高倍）

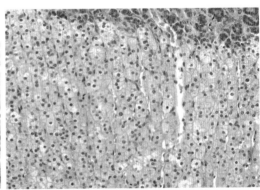

图 14-5　肾上腺束状带（HE 染色　高倍）

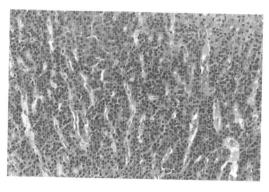

图 14-6　肾上腺网状带（HE 染色　高倍）

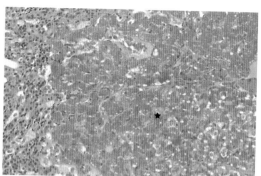

★嗜铬细胞
图 14-7　肾上腺髓质（HE 染色　高倍）

## （三）垂体（hypophysis）

本片取材自狗垂体，HE 染色。

**1. 肉眼观察**　初步辨认垂体的三个部分：组织致密着色较深的是前叶，组织疏松着色浅的是神经部，二者之间是中间部。

**2. 低倍镜观察**　表面被覆着结缔组织被膜（图 14-8）。

（1）远侧部　又称前叶，是构成腺垂体的主要部分，腺细胞聚集成团或排列成索状，其间有丰富的毛细血管及少量结缔组织。细胞根据细胞质的染色特点分为三种。嫌色细胞胞体较小、着色浅；嗜酸性细胞染成红色；嗜碱性细胞染成蓝紫色，后二者体积大。

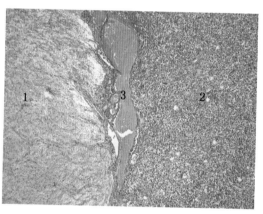

1 神经垂体　2 腺垂体远侧部　3 中间部
图 14-8　垂体（HE 染色　低倍）

（2）神经部　含有许多无髓神经纤维、神经胶质细胞和血窦。

（3）中间部　位于前叶和神经部之间，范围狭小，含有一些着色较淡的嗜碱性细胞，另有部分细胞围成大小不等的滤泡，滤泡腔中充满胶状物，染成红色。

**3. 高倍镜观察**　进一步辨认前叶中的三种细胞。

（1）嗜酸性细胞　胞体较大，细胞质中含有嗜酸性颗粒（图 14-9）。

（2）嗜碱性细胞　胞体大小同嗜酸性细胞或稍大，细胞轮廓较清楚，胞质中含嗜碱性颗粒。

（3）嫌色细胞　细胞数量最多，胞体较小，细胞轮廓不清。胞质着色较淡。

（4）神经部　可见无髓神经纤维、散在分布的神经胶质细胞和赫令体。赫令体呈红染均质状，大小不等（图 14-10）。

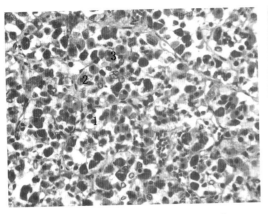

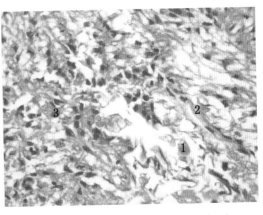

1 嫌色细胞　2 嗜酸性细胞　3 嗜碱性细胞
**图 14-9　腺垂体（HE 染色　高倍）**

1 赫令体　2 无髓神经纤维　3 神经胶质细胞
**图 14-10　神经垂体（HE 染色　高倍）**

## 三、示教内容

### 甲状腺

甲状腺镀银染色，示滤泡旁细胞。可见滤泡旁细胞分布于滤泡上皮细胞之间和滤泡之间。

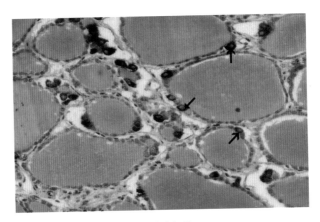

↑滤泡旁细胞
**图 14-11　甲状腺（镀银染色　高倍）**

## 四、思考题

1. 通过对三种内分泌腺的观察，归纳出它们在结构上的共同特征，并与外分泌腺做比较。

2. 脑垂体、肾上腺及甲状腺在结构上各有何特点？

# 第十五章　男性生殖系统 ▷▷▷

## 一、实验目的

1. 掌握睾丸生精小管、间质细胞的组织结构特点。
2. 熟悉附睾的组织结构特点。
3. 了解前列腺的组织结构特点。

## 二、实验内容

### （一）睾丸（testis）

标本取材于猴或豚鼠睾丸切面，HE 染色。

**1. 肉眼观察**　为红染的卵圆形或半圆形组织。

**2. 低倍镜观察**

（1）被膜　即鞘膜脏层，其表面为单层扁平上皮；下方为白膜，较厚，由致密薄层结缔组织组成，其内侧血管较多。

（2）实质　可见大量生精小管的各种切面（图 15-1、15-2）。生精小管壁厚，可见多层大小不等的生精细胞。生精小管之间有少量结缔组织，即睾丸间质，内有成群分布的睾丸间质细胞和血管。在近睾丸纵隔处，可见少量的直精小管的切面，上皮为单层矮柱状，无生精细胞。

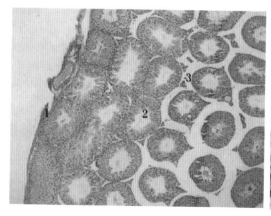

1 白膜　2 生精小管　3 睾丸间质
**图 15-1　睾丸（HE 染色　低倍）**

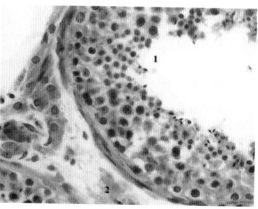

1 生精小管　2 睾丸间质
**图 15-2　睾丸（HE 染色　高倍）**

有的切片上还可见睾丸纵隔内的睾丸网，是一些内衬单层立方上皮、大小不等、形状不规则的管道。

**3.高倍镜观察** 主要观察生精小管管壁结构及睾丸间质细胞（图 15-3）。

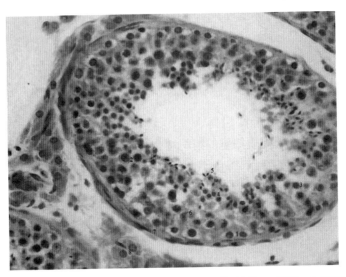

1 精原细胞　2 初级精母细胞　3 次级精母细胞　4 精子细胞　5 精子　6 支持细胞
7 肌样细胞　8 睾丸间质细胞

**图 15-3　精子涂片（HE 染色　高倍）**

（1）生精小管　基膜较明显，基膜外侧可见长梭形的肌样细胞。生精小管管壁由外向内可见各级大小不等的生精细胞及支持细胞。

①精原细胞：紧贴基膜，圆形或椭圆形；核圆或卵圆形，着色深浅不一，胞质淡染。

②初级精母细胞：位于精原细胞近腔侧，胞体大而圆；核大而圆，多为不同阶段的分裂象，染色体粗细不一，交织成丝球状，是最易于识别的生精细胞。

③次级精母细胞：在初级精母细胞的近腔侧，成群存在，胞体大小似精原细胞；核圆，染色较深（不易看到）。

④精子细胞：位于近腔面，成群存在，胞体小，处于精子形成过程中的不同变态时期（但每一群细胞形态相同）。早期者核小而圆，染色很深；中后期者核变长、变小。

⑤精子：位于管腔中，其头部可嵌于支持细胞顶部，呈卵圆形、深染蓝色小点状；尾部淡粉红色，游离于腔内，常被切断。

⑥支持细胞：散在于生精细胞之间，从小管基底一直伸达腔面，由于细胞轮廓不清，只能根据核的形态分辨。核呈三角形或不规则形，着色浅，核仁清楚。

（2）睾丸间质细胞　成群分布在生精小管之间，圆形或椭圆形，胞体较大，核圆，胞质嗜酸性。

## （二）精液涂片（smear of semen）

取材于人的精液，涂片，HE 染色。

光镜下可见人的精子呈蝌蚪状。头部呈卵圆形，着紫蓝色，胞核深染，核前方可见浅染的顶体。尾部细长，呈浅红色，各段不易区分（图 15-4）。

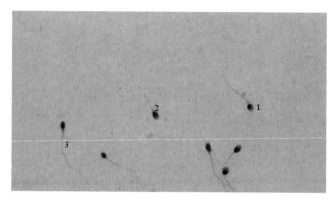

1 顶体　2 精子头部　3 精子尾部

**图 15-3　精子涂片（HE 染色　高倍）**

## 三、示教内容

前列腺

标本取自猴或豚鼠的前列腺，HE 染色。

**1. 肉眼观察**　标本内有许多大小形状不一的腔隙，即前列腺腺泡腔。

**2. 低倍镜观察**

（1）被膜　由致密结缔组织和平滑肌组成。被膜组织伸入腺实质，构成支架组织。

（2）腺泡　腺腔较大且形状极不规则。腔内有分泌物浓缩成的圆形或椭圆形前列腺凝固体，被染成红色，其钙化则形成结石（见主教材图 15-15）。

**3. 高倍镜观察**　同一腺泡的腺上皮形态不一，多为单层柱状或假复层柱状上皮，亦可有单层立方上皮。

## 四、思考题

1. 试述生精小管中的各级生精细胞的形态结构特点。

2. 试述睾丸间质细胞的形态结构特点及功能。

3. 人体组织中有哪些屏障结构？这些屏障的结构特点和功能是什么？

# 第十六章　女性生殖系统 ▷▷▷▷

## 一、实验目的

1. 掌握卵巢形态结构及不同发育阶段卵泡的形态结构特点。
2. 熟悉黄体形态结构的特点。
3. 熟悉子宫内膜周期性变化的形态结构特点。
4. 了解输卵管的形态结构特点。

## 二、实验内容

### （一）卵巢（ovary）

取材于猫卵巢，纵切面，HE 染色。

**1. 肉眼观察**　切片略近卵圆形，外周皮质染色深呈蜂窝状，其内大小不等的空泡为不同发育阶段卵泡的切面；中央髓质范围狭小，染色浅，较疏松；在部分标本可见与卵巢系膜相连处，为卵巢门。

**2. 低倍镜观察（必要时可结合高倍镜观察）**

（1）被膜　覆盖于实质表面，外表是单层扁平或立方上皮，上皮深面的一薄层致密结缔组织是白膜，细胞多，纤维少（图 16-1）。

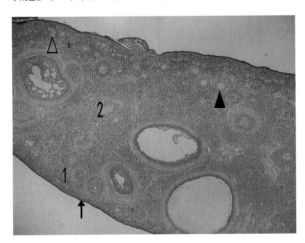

↑表面上皮　1 皮质　2 髓质　▲原始卵泡　△初级卵泡

**图 16-1　卵巢（HE 染色　低倍）**

（2）皮质 位于被膜下方，含有不同发育阶段的卵泡、黄体等（图 16-1）。其间的结缔组织中有较多呈梭形的基质细胞。

①原始卵泡：位于皮质浅层，数量多，体积最小（图 16-1）。由中央一个体积较大的圆形初级卵母细胞和周围一层扁平的卵泡细胞组成。初级卵母细胞体积大，细胞核大、圆形，核仁明显。卵泡细胞呈扁平形，包绕在初级卵母细胞周围，细胞的界限不清，只能见到染色较深的扁椭圆形的细胞核（图 16-2）。

②初级卵泡：逐渐移至皮质深层（图 16-1）。较早期的初级卵泡，其体积较原始卵泡稍大，初级卵母细胞体积开始增大；卵泡细胞由单层扁平变为单层立方或柱状，透明带逐渐形成。后期的初级卵泡，体积增大，初级卵母细胞增大，卵泡细胞呈多层立方形，透明带明显，为一层折光性强、嗜酸性染色的带状结构（图 16-3、16-6）；紧贴透明带的一层柱状卵泡细胞呈放射状排列为放射冠；卵泡周围的结缔组织增生，包绕卵泡形成卵泡膜。

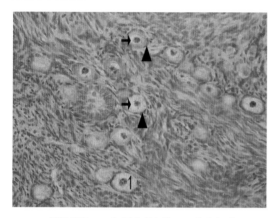

1 原始卵泡 →初级卵母细胞 ▲卵泡细胞

**图 16-2 原始卵泡（HE 染色 高倍）**

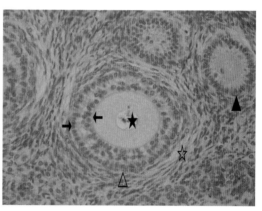

▲早期初级卵泡 △稍晚期初级卵泡 ★初级卵母细胞
←透明带 →卵泡细胞 ☆卵泡膜

**图 16-3 初级卵泡（HE 染色 高倍）**

③次级卵泡：体积较初级卵泡进一步增大。卵泡腔出现，腔内可见卵泡液；卵丘突出于卵胞腔中，含有初级卵母细胞、透明带、放射冠及其周围的一些卵泡细胞（由于切面关系，有的卵泡只切到卵泡腔或部分卵丘）。卵泡壁上的卵泡细胞形成颗粒层。卵泡膜分化为内、外两层，内层细胞多呈卵圆形或梭形，富含毛细血管，外层纤维多，与外周的结缔组织无明显界限（图 16-4）。

④黄体：为较大的淡粉红色上皮样细胞团，有丰富的毛细血管。其中央为颗粒黄体细胞，数量多，体积较大，呈多边形，核圆，胞质染成浅红色；周边为膜黄体细胞，体积小，形态不规则，胞质和核染色较深（图 16-5）。

⑤闭锁卵泡及间质腺：闭锁卵泡为退化的各级卵泡，形态不一，卵母细胞呈现核固缩，细胞质溶解或吸收，透明带塌陷，或仅见到残留的透明带呈皱褶状；卵泡细胞变性溶解（图 16-6）。间质腺细胞排列成团索状，细胞体积大，呈多边形，核圆，胞质染色浅，含有空泡状脂滴（图 16-7）。

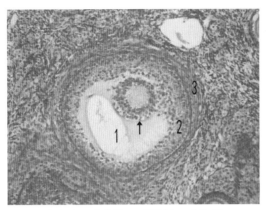

↑卵丘　1 卵泡腔　2 颗粒层　3 卵泡膜

**图 16-4　次级卵泡（HE 染色　低倍）**

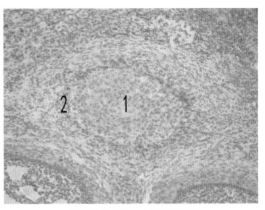

1 颗粒黄体细胞　2 膜黄体细胞

**图 16-5　黄体（HE 染色　低倍）**

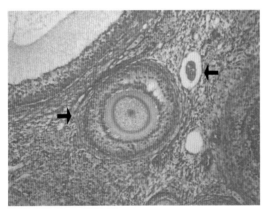

→初级卵泡　←闭锁卵泡

**图 16-6　初级卵泡与闭锁卵泡**

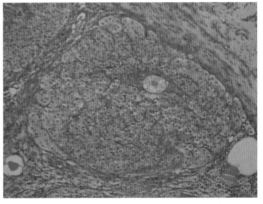

**图 16-7　间质腺（HE 染色　低倍）**

（3）髓质　位于实质中央的窄小范围，为富含血管的疏松结缔组织（图 16-1）。

（二）增生期子宫（uterus of proliferative phase）

取材于猴增生期子宫壁，纵切面，HE 染色。

**1. 肉眼观察**　染成紫蓝色的一侧为子宫内膜，染成粉红色很厚的部分为肌层。重点观察子宫内膜。

**2. 低倍镜观察**　子宫内膜由上皮和固有层组成。固有层内含有子宫腺（图 16-8）。

**3. 高倍镜观察**　子宫内膜上皮为单层柱状上皮，固有层结缔组织内含大量基质细胞及子宫腺。子宫腺为单管状，腺腔窄，无分泌物，

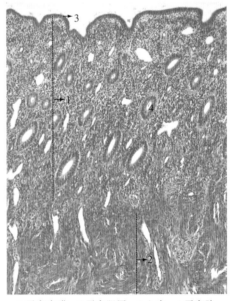

1 子宫内膜　2 子宫肌层　3 上皮　4 子宫腺

**图 16-8　子宫内膜增生期（HE 染色　低倍）**

镜下呈现各种断面，且出现一些弯曲。在靠近基底层附近的功能层，可见若干被切成扁圆形的螺旋动脉。

### （三）分泌期子宫（uterus of secretory phase）

取材于人分泌期子宫，纵切面，HE 染色。

**1. 肉眼观察** 染成紫蓝色的一侧为子宫内膜，紫蓝色区域厚度大于增生期子宫内膜，染成粉红色很厚的部分为肌层。重点观察子宫内膜。

**2. 低倍镜观察** 子宫壁内膜厚度远远大于增生期的子宫内膜，可见较多被切成不同断面的子宫腺。固有层结缔组织较疏松（图16-9）。

**3. 高倍镜观察** 子宫内膜的特征如下。

（1）子宫腺更粗、更弯曲，腺腔扩大，有的腺腔中可见分泌物（图16-9）。

（2）在靠近基底层附近的功能层，可很容易地观察到螺旋动脉切面，表现为管径小、管壁厚、成簇分布。说明螺旋动脉更长、更弯曲。

（3）基质细胞增多、肥大、变圆，基质疏松。

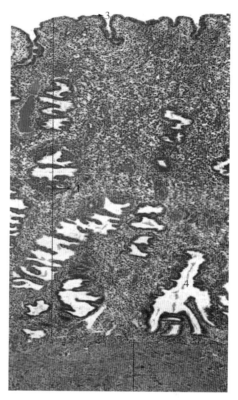

1 子宫内膜　2 子宫肌层　3 上皮　4 子宫腺
**图 16-9　子宫内膜分泌期（HE 染色　低倍）**

### （四）输卵管（oviduct）

取材于人输卵管，横切面，HE 染色。

**1. 肉眼观察** 可见输卵管切片略呈圆形，管腔面有许多皱襞，腔面染色较深的部分为黏膜，周围染成粉红色结构肌层和外膜。

**2. 低倍镜观察** 输卵管管壁由内向外分为黏膜、肌层和浆膜三层。黏膜向管腔内突出，形成许多纵行有分支的皱襞，管腔几乎被分枝状的皱襞充满，故管腔不规则（图16-10）。

（1）黏膜　黏膜上皮为单层柱状上皮，上皮深面为固有层，由薄层结缔组织构成，血管丰富。上皮及固有膜向腔内突起，形成许多皱襞。

（2）肌层　为平滑肌，分内环、外纵两层，外纵肌排列较分散，其周围充满大量的结缔组织和血管。

（3）外膜　为浆膜。

**3. 高倍镜观察** 输卵管柱状上皮由两种细胞组成（图16-11）。

（1）纤毛细胞　近顶部染色较浅，游离面有纤毛。

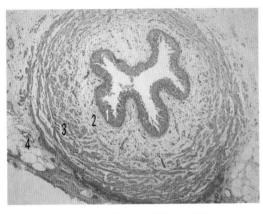 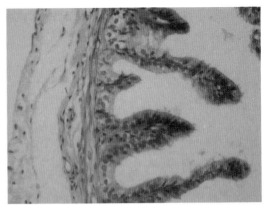

1 上皮　2 固有层　3 肌层　4 外膜

图 16-10　输卵管横切面（HE 染色　低倍）　　图 16-11　输卵管皱襞（HE 染色　高倍）

（2）分泌细胞　位于纤毛细胞之间，着色较深，无纤毛。

## 三、示教内容

### （一）静止期乳腺

取材于人乳腺，HE 染色。

**低倍镜观察**　可见结缔组织和脂肪组织较多，腺体不发达，腺泡腔小，腺泡和导管不易区分（图 16-12）。

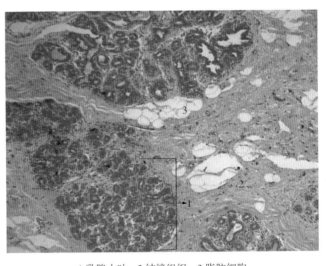

1 乳腺小叶　2 结缔组织　3 脂肪细胞

图 16-12　静止期乳腺（HE 染色　低倍）

### （二）分泌期乳腺

取材于人乳腺，HE 染色。

**低倍镜观察**　可见腺实质由许多腺泡和导管组成。腺泡多，腔大，内有染成红色的乳汁；小叶内或小叶间有较大的导管（图16-13）。

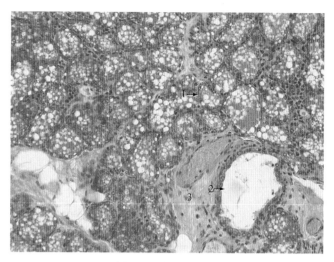

1 腺泡　2 导管　3 结缔组织

**图 16-13　分泌期乳腺（HE 染色　低倍）**

## 四、思考题

1. 试述卵泡的发育过程和各级卵泡的形态结构。
2. 试述月经周期中子宫内膜组织结构的变化与卵泡发育的关系。
3. 比较不同生理期乳腺切片中腺泡、导管及脂肪组织的构成比有何不同。

下 篇　**胚胎学**

## 第十七章　胚胎学绪论 ▷▷▷▷

人体胚胎的发生过程是一个复杂的、动态的、连续的演变过程。胚胎学实验课程的学习目的是为了帮助学生更加直观形象地了解胚胎各阶段的发生与演变。

人体胚胎的发生过程开始于受精卵，终止于胎儿出生，历时 38 周左右（约 266 天）。通常将人体胚胎发育分为三个时期：胚前期、胚期、胎期。胚前期和胚期以质变为主，胎期以量变为主。胚期为各器官原基形成时期，是胚胎发育的关键时期。

人体胚胎发育过程包括受精卵形成、卵裂、胚泡形成、植入、三胚层形成与分化、胚胎发育、胎盘与胎膜形成、器官与系统的发生及其功能建立、先天性畸形等。

由于人体胚胎的发生发育过程是在母体内进行的，故胚胎标本尤其是早期胚胎来源受限，不易获取。因此在实验课中，胚胎学的学习手段主要是通过观察体外培养的受精卵、卵裂、胚泡及早期鸡胚切片、胚胎模型、图片及部分人胚胎和胎儿浸渍标本，另外配合观察电影及录像等资料，将动态的、二维的、三维的胚胎发育过程与形态结构的变化有机地联系起来，有助于完善胚胎学的学习。

我们在理解胚胎正常发育的基础上，也要掌握了解常见先天性畸形的发生原因和相应的形态特征。

# 第十八章　胚胎学总论 ▷▷▷

## 一、实验目的

1.掌握人胚前 3 周的发生发育过程（卵裂、胚泡形成、胚泡植入的过程及胚层的形成）。

2.掌握原条和脊索的形成、三胚层的分化。

3.掌握胎盘的结构及功能。

4.熟悉胎膜的结构特点。

5.了解人胚第 4～8 周的发育过程。

6.了解胎儿期的外形变化。

7.了解多胎、双胎、联胎。

## 二、实验内容

### （一）人胚早期发生（第 1 周）—— 受精、卵裂及胚泡形成（fertilization、cleavage and formation of blastocyst）

人胚早期发生是指人胚第 1～8 周内的发育、分化及演变过程，是胚胎各器官原基形成的时期。

人胚发生第 1 周：始于精子与卵子融合形成受精卵；随之受精卵进行细胞分裂即卵裂，在透明带的包裹下，卵裂球数目逐渐增多，但体积越来越小；至受精第 3 天，桑葚胚形成；当卵裂球数目增至 100 个左右时，胚泡形成，细胞分化更明显。

通过观察人胚实物图（体外培养细胞）及模型，能分辨出滋养层、内细胞群、胚泡腔和极端滋养层。

**1.精子与卵子**　观察精子与卵子的大小、数量、外形特征（图 18-1）。

**2.受精卵**

（1）体外培养的受精卵　显示雌、雄原核已形成，并相互靠拢。以后核膜消失，染色体混合即形成二倍体的受精卵；可见其外包绕有透明带（图 18-2）。

（2）受精卵的模型　显示受精卵的表面观。受精卵外形呈圆球形，体积大，为粉红色（模型 18-1A）。

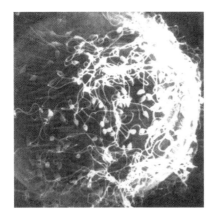

图 18-1　精子与卵子

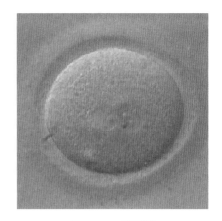

图 18-2　受精卵

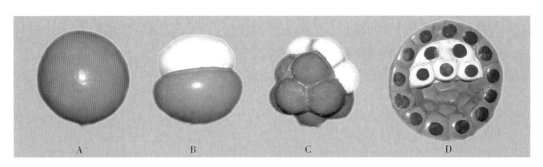

A 受精卵　B 二细胞期　C 桑葚胚　D 早期胚泡

模型 18-1　卵裂

**3. 卵裂**

（1）模型　模型 18-1B 显示第一次卵裂后形成的两个卵裂球（表面观），外形相似，大小不等。模型中的卵裂球用两种不同的颜色，以表示其细胞分化；其中体积较大的卵裂球以绿色表示，以后分化为滋养层；体积较小的卵裂球以白色表示，主要参与胚体的形成。

（2）体外培养的胚　相差显微镜下观察体外培养的不同时期的胚。随着卵裂次数的增加，卵裂球数目越分越多，但体积越分越小。透明带依然清晰可见，其内的卵裂球呈晶莹半透明状态，包在透明带内（图 18-3）。

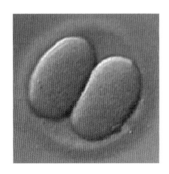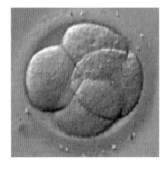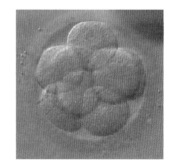

图 18-3　卵裂图

**4. 桑葚胚**

（1）模型　模型 18-1C 显示桑葚胚的表面观，其外观似桑葚果，由 12 ~ 16 个卵裂球组成，为一实心胚。用两种不同颜色卵裂球表示其来源，绿色细胞逐渐由外面包绕内侧的白色细胞。

（2）体外培养的胚　相差显微镜下显示桑葚胚周围仍包有透明带（图 18-4）。

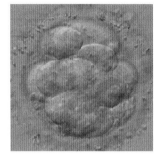

**图 18-4　桑葚胚**

**5. 胚泡**

（1）模型　模型 18-1D 显示早期胚泡的正中剖面结构。可见早期胚泡的腔壁，是由单层细胞（绿色）围绕形成的滋养层，内腔即胚泡腔，腔内的一侧有一群细胞（白色）即内细胞群，细胞中央圆形的结构为细胞核（红色）。

模型 18-2 显示晚期胚泡的正中剖面结构。绿色的壁为滋养层，内细胞群（淡红色）明显突入胚泡腔内，胚泡由胚泡腔、内细胞群、滋养层三部分组成。此时的胚为囊状胚。与内细胞群相连处的滋养层为极端滋养层。

（2）体外培养的胚泡　相差显微镜下，可见胚泡外包绕的透明带逐渐变薄，最后消失（图 18-5）。

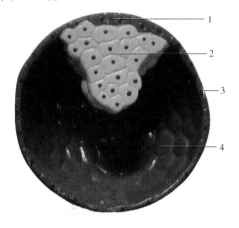

1 极端滋养层　2 内细胞群　3 滋养层　4 胚泡腔

**模型 18-2　胚泡形成**

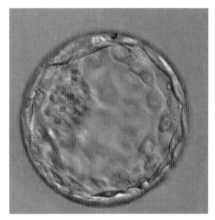

**图 18-5　胚泡**

## （二）人胚早期发生（第 2 周）——二胚层期（two embryonic stage）

观察模型，重点观察内细胞群的演变过程。

**1. 植入**　模型 18-3 显示第 2 周正在植入的胚及子宫内膜的变化。

植入中的子宫内膜（粉红色）呈蜕膜化改变，其内可见丰富的血管及子宫腺。植入缺口处的子宫蜕膜逐渐愈合，表面的子宫上皮正在修复。胚泡已植入到子宫蜕膜中，绿色为滋养层，其外侧呈合胞体样，细胞界限不清，为合体滋养层，内侧细胞呈单层立方形，界限清楚，为细胞滋养层；合体滋养层内已出现滋养层陷窝。胚泡腔一侧的内细胞群已开始分化为上胚层（蓝色）和下胚层（黄色）。

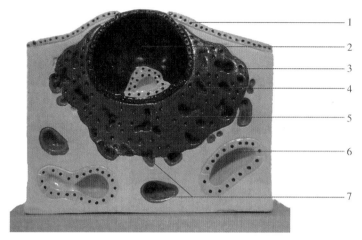

1 子宫上皮　2 胚泡腔　3 细胞滋养层　4 滋养层陷窝　5 合体滋养层　6 子宫腺　7 子宫血管

**模型 18-3　植入**

**2. 异常植入——输卵管妊娠**　输卵管妊娠是宫外孕中最常见的类型。在输卵管的横断面，可见管腔内发育的胚胎（图 18-6）。

**3. 二胚层胚盘形成**　模型 18-4 和模型 18-5 为第 2 周胚的正中剖面，分别显示下胚层及上胚层形成过程。至第 2 周末，由上、下胚层紧密相贴形成二胚层胚盘。

（1）下胚层形成　随着胚泡的植入，内细胞群细胞不断增殖分化，在胚泡腔侧首先形成一层较小的立方形细胞，称下胚层（黄色），又称初级内胚层（模型 18-4）。

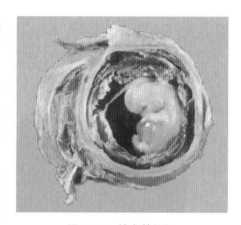

**图 18-6　输卵管妊娠**

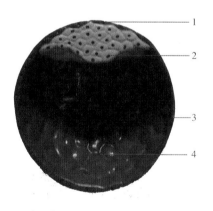

1 极端滋养层　2 下胚层　3 滋养层　4 胚泡腔

**模型 18-4　下胚层形成**

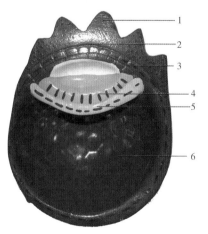

1 合体滋养层　2 极端滋养层　3 细胞滋养层
4 上胚层　5 下胚层　6 胚泡腔

**模型 18-5　上胚层形成**

（2）上胚层形成 在近极端滋养层侧的内细胞群则分化为一层较大的柱状细胞，称上胚层（蓝色），又称初级外胚层。可见极端滋养层处已开始分化形成合体滋养层（模型18-5）。

**4.羊膜腔、卵黄囊的形成** 模型18-6和模型18-7分别显示羊膜腔和卵黄囊的正中剖面观。

植入完成时，上胚层与极端滋养层之间形成一腔为羊膜腔（蓝色）（模型18-6、18-7）；下胚层（黄色）周边部分的细胞向腹侧延伸包绕形成一封闭的囊即卵黄囊（橘黄色）（模型18-7）。可见羊膜腔的底（上胚层）和卵黄囊的顶（下胚层）共同构成的二胚层胚盘。由极端滋养层处开始分化形成的合体滋养层中，可见滋养层陷窝（模型18-7）。

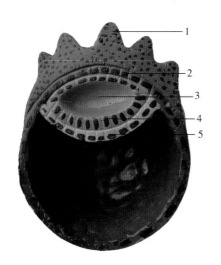 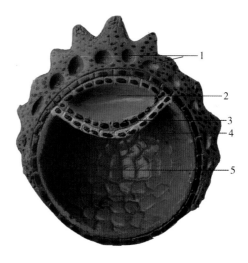

1合体滋养层 2细胞滋养层 3羊膜腔
4上胚层 5下胚层
**模型18-6 羊膜腔形成**

1滋养层陷窝 2羊膜腔 3上胚层 4下胚层
5卵黄囊
**模型18-7 卵黄囊形成**

**5.胚外中胚层及体蒂的形成**

（1）胚外中胚层形成 模型18-8为胚的正中剖面观，显示胚外中胚层的形成。

随着内细胞群的分化，在羊膜腔、卵黄囊与细胞滋养层之间出现一些星形细胞，填充于胚泡腔内，形成胚外中胚层（红色）。模型的外表面为绒毛膜（绿色），其上散在的绿色突起为绒毛。

（2）胚外体腔及体蒂的形成 模型18-9为胚的正中剖面观，显示胚外体腔及体蒂的形成。

在第2周末的胚模型中可见，胚外体腔（红色）已形成，贴附于卵黄囊外表面的胚外中胚层为胚外脏壁中胚层，覆盖于细胞滋养层内表面及羊膜囊外表面的为胚外体壁中胚层。

另外可见，二胚层胚盘及其卵黄囊和羊膜囊借助于体蒂，悬吊于胚外体腔内。

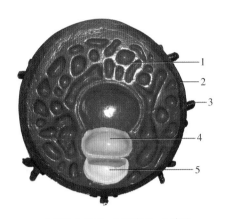

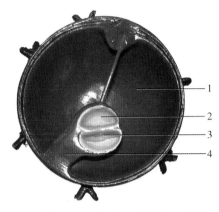

1 胚外中胚层　2 滋养层　3 绒毛
4 卵黄囊　5 羊膜腔

**模型 18-8　胚外中胚层形成**

1 胚外体腔　2 卵黄囊　3 羊膜腔　4 体蒂

**模型 18-9　胚外体腔及体蒂形成**

## （三）人胚早期发生（第 3 周）——三胚层期（three embryonic stage）

重点观察三胚层的形成及演变
过程。

**1. 三胚层胚盘形成**

（1）模型 18-10 显示三胚层胚
盘，分别由蓝、红、黄三种颜色表
示不同胚层。

三胚层胚盘头宽尾窄，呈鞋底
形。蓝色示外胚层，胚盘头侧中央
凹陷处为神经沟，沟两外侧隆起处
为神经褶（白色）；原条已相对缩
短至胚盘尾端。外胚层下方红色的

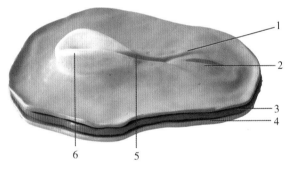

1 外胚层　2 原条　3 中胚层　4 内胚层　5 神经沟　6 神经褶

**模型 18-10　三胚层胚盘**

部分为中胚层即胚内中胚层，中胚层下方黄色的部分为内胚层。三者共同构成三胚层
胚盘。

（2）图 18-7A 显示三胚层胚盘形成。取材于鸡胚，HE 染色。

低倍镜观察　外胚层中央部分的细胞增厚并凹陷形成神经沟，沟两外侧隆起处为神
经褶；外胚层下方较厚的部分为中胚层，中胚层下方较薄的一层为内胚层。

**2. 三胚层胚盘的分化**　图 18-7B 显示三胚层的分化，取材于鸡胚，HE 染色。

低倍镜观察　中胚层细胞已增厚并分化为轴旁中胚层、间介中胚层、侧中胚层和间
充质。

（1）**外胚层**　覆盖于胚体表面的表面外胚层，已经与神经管分离。

（2）**神经管**　神经沟已封闭为神经管，位于胚体中轴、表面外胚层下方，呈管状，
染色深，管壁由假复层上皮围绕。

（3）**脊索**　位于神经管腹侧，为一较小的圆形细胞团。

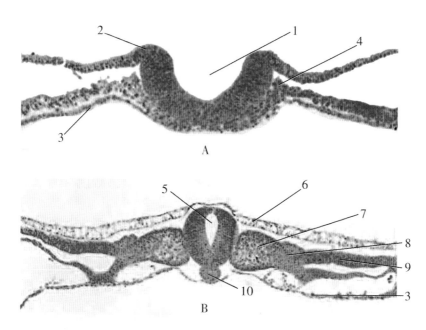

1 神经沟　2 神经褶　3 内胚层　4 中胚层　5 神经管　6 表面外胚层　7 轴旁中胚层
8 间介中胚层　9 侧中胚层　10 脊索

**图 18-7　三胚层胚盘光镜像（A 三胚层胚盘 B 三胚层胚盘分化）**

（4）轴旁中胚层　已形成结节状的体节，切面呈三角形，位于脊索两侧。

（5）间介中胚层　为位于体节外方的细胞索，切片上呈圆形条索状。

（6）侧中胚层　位于间介中胚层的外侧，已分为与外胚层相贴的体壁中胚层及与内胚层相贴的脏壁中胚层；两层之间的腔隙为胚内体腔（与胚外体腔相通）。

（7）内胚层　位于胚体腹侧，由一层细胞组成。

**3. 神经管形成**　模型 18-11 显示神经管形成，A 示神经管的表面观，B 示神经管的横断面。

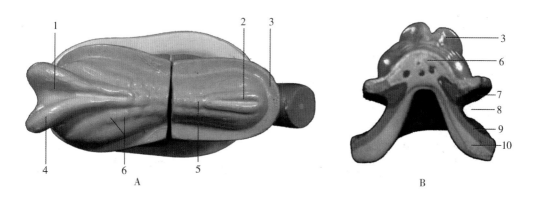

1 前神经孔　2 后神经孔　3 外胚层　4 神经褶　5 神经管　6 体节　7 体壁中胚层
8 胚内体腔　9 脏壁中胚层　10 内胚层

**模型 18-11　神经管形成（A 表面观 B 横断面）**

第 3 周末的人胚模型，蓝色为外胚层。模型 18-11A 可见，神经沟中段已开始向头尾两端逐渐闭合，形成神经管，头、尾两端未闭合处分别为前神经孔、后神经孔。神经管两侧的结节状隆起为深层的体节（体节的表面观），成对出现。

模型 18-11B 可见，体节（浅粉色）分化，侧中胚层已形成胚内体腔、体壁中胚层和脏壁中胚层（姜黄色），黄色为内胚层。胚体已开始侧褶，最终使平盘状胚演变为圆柱状胚。

**4. 体节形成**　图 18-8 取材于鸡胚，胭脂红染色。体节的表面观。

低倍镜观察　可见神经管两侧纵行排列有成对出现的团块状细胞团——体节（红染）。

**5. 内胚层分化**　模型 18-12 显示内胚层的分化。

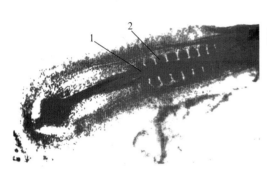

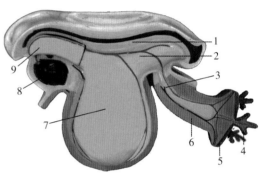

1 神经管　2 体节

**图 18-8　体节光镜像**

1 中胚层　2 原始消化管　3 尿囊　4 绒毛　5 绒毛膜
6 体蒂　7 卵黄囊　8 生心区　9 前肠

**模型 18-12　内胚层分化**

观察模型的外侧面，粉红色所示为中胚层，下方黄色长管状的结构为内胚层演化形成的原始消化管（原肠），分为前肠，中肠和后肠。位于原肠头端部分称为前肠，尾端部分称后肠，中段与下方卵黄囊相连的部分为中肠。前肠的头端腹面有口咽膜封闭，后肠的末端腹面有泄殖腔膜将原肠封闭。前肠头端腹面、口咽膜尾侧有生心区。卵黄囊顶部尾侧的内胚层向体蒂（姜黄色）内突出形成一个内胚层盲管即尿囊（黄色）。体蒂一端连胚体，另一端连绒毛膜（绿色）。

**6. 常见的畸形**

（1）畸胎瘤　畸胎瘤由多种组织成分构成。常发生于骶尾部、生殖腺等部位。图 18-9 所示畸胎瘤位于身体尾部。

（2）无脑儿、脊柱裂脊髓裂　在神经管发育过程中，若头、尾两端的前神经孔和后神经孔未闭合，则分别形成无脑儿、脊柱裂脊髓裂（图 18-10）。

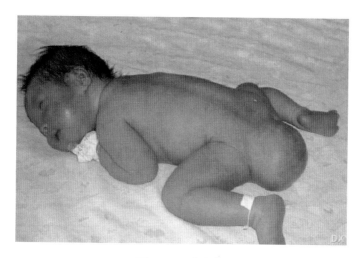

图 18-9 畸胎瘤

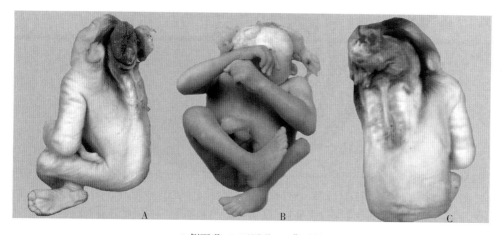

A 侧面观 B 正面观 C 背面观

图 18-10 无脑儿、脊柱裂脊髓裂

（四）人胚早期发生（第 4～8 周）——胚体外形变化（changes of embryonic form in embryonic stage)

通过模型 18-13 显示子宫内的胚体外形、胎盘与子宫内膜的关系。重点观察以下几点。

**1. 胚体外形** 此期在羊膜腔内的胚体渐演变呈"C"字形。到第 8 周末时，胚胎的躯干变直，头颈部渐分明；头部逐渐抬起，眼、耳、鼻、颜面逐渐形成，出现上、下肢芽；脐带明显。

**2. 胚体与原始脐带** 胚体通过原始脐带与胎盘相连，可见脐带内有脐动脉、脐静脉、退化的卵黄囊、尿囊等。脐带一端连于在羊膜腔内生长发育的胚体，另一端连于胎盘。

**3. 胚体与子宫内膜、胎盘的关系** 植入后的子宫内膜改称蜕膜。覆盖在胚体表面的蜕膜为包蜕膜，胚体深部的蜕膜为底蜕膜（基蜕膜），子宫其余部分的蜕膜为壁蜕膜。随着胚胎体积的增大，子宫腔渐变小。可见丛密绒毛膜和与之相接触的底蜕膜共同发育形成的胎盘。胎盘的胎儿面有绒毛干、游离绒毛、绒毛间隙，母体面有胎盘隔等。

通过观察模型，明确胚体外形的特征变化，脐带内容物、子宫蜕膜、绒毛干、绒毛、胎盘隔、绒毛间隙的位置和相互之间的关系。思考母体与胎儿之间的血液循环特点，母体血与胎儿血是否相混，母体与胎儿之间的物质交换要通过哪些结构，有何意义。

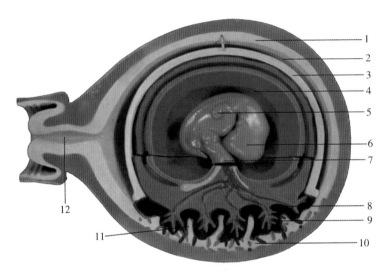

1 壁蜕膜　2 子宫腔　3 包蜕膜　4 羊膜腔　5 上肢芽　6 头　7 脐带
8 绒毛间隙　9 绒毛　10 底蜕膜　11 胎盘隔　12 子宫颈
**模型 18-13　子宫内的胚体**

## （五）胎儿期（fetal stage）

**不同年龄阶段的正常胎儿浸渍标本**　观察时应注意观察胎儿外形、大小的变化及所见器官的演变。

**1. 图 18-11**　显示 4 个月的胎儿（已剥离羊膜），注意分辨胎儿与胎盘、脐带的关系。

**2. 图 18-12**　显示 4 个月的胎儿，将羊膜打开观察胎儿在羊膜腔内的姿势。同时可观察到胎儿的皮下血管，胎儿的耳位置较低，脐带清晰可见。

**3. 图 18-13**　显示 6 个月的胎儿。

**4. 图 18-14**　显示子宫内的胎儿（将子宫壁打开一缺口，暴露胎儿）。子宫颈在下方。

**5. 图 18-15**　显示羊膜腔内的胎儿。子宫壁已打开，暴露羊膜。透过半透明的羊膜可见羊膜腔内的胚体、脐带。

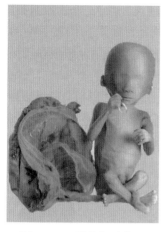

图 18-11　胎儿与胎盘图

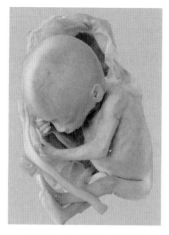

图 18-12　胎儿与羊膜

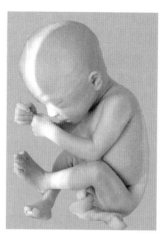

图 18-13　七个月胎儿

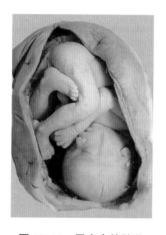

图 18-14　子宫内的胎儿

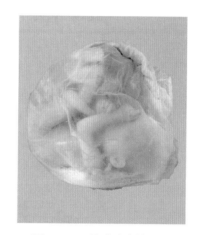

图 18-15　羊膜腔内的胎儿

## （六）胎膜与胎盘（fetal membrane and placenta）

观察胎儿模型及标本，熟悉掌握胎膜（羊膜、卵黄囊、尿囊、脐带、绒毛膜）及胎盘的结构。注意胎盘形态大小及结构。注意浸渍标本的羊膜、胎盘、脐带及胎儿之间的关系。

### 1. 浸渍标本

（1）图 18-11　可见脐带一端连于胎儿脐部，另一端连于胎盘胎儿面。胎盘位于胎儿背后方，胎儿面有羊膜覆盖较光滑。

（2）图 18-12　可见羊膜、脐带。

（3）图 18-15　可见胎盘、脐带、羊膜、羊膜腔。

### 2. 模型

（1）模型 18-12 和模型 18-13　可见卵黄囊、尿囊、羊膜腔、脐带、绒毛膜。

（2）模型18-14　显示卵黄囊的表面观。模型上方为胚体（胚盘），下方为卵黄囊，表面橘黄色表示位于卵黄囊外侧的胚外脏壁中胚层，表面的凸起示其内侧发生中的血岛。卵黄囊与胚盘尾端圆索状结构为体蒂，体蒂末端板状结构示绒毛膜，绒毛膜表面有突出的绒毛（绿色）。

（3）模型18-15　显示模型18-14的剖面观，示卵黄囊。将模型18-15表面的胚外脏壁中胚层（橘黄色）剥离，即显示卵黄囊（淡黄色），卵黄囊表面的粉红色凸起表示血岛。还可见体蒂、绒毛膜及绒毛膜表面的绒毛干。次级绒毛干表面的绿色为滋养层，中轴的橘黄色为胚外中胚层。

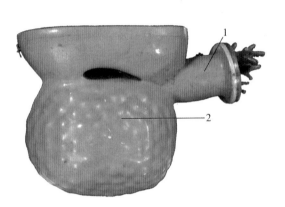

1 体蒂　2 卵黄囊

模型 18-14　卵黄囊及体蒂

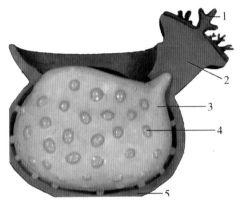

1 绒毛　2 体蒂　3 卵黄囊　4 血岛　5 胚外脏壁中胚层

模型 18-15　卵黄囊及绒毛膜

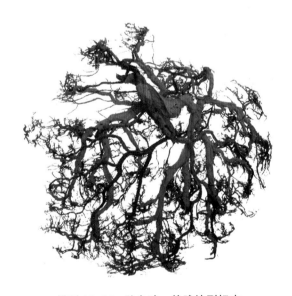

模型 18-16　胎盘动、静脉铸型标本

**3. 铸型标本**　观察胎盘动、静脉铸型标本，注意区分胎盘动脉与静脉，铸型标本中血管的分布、形态及大小。

## （七）双胎和联体双胎（twins and conjoined twins）

双胎又称孪生。联体双胎可分为对称性联体双胎和不对称联体双胎两大类。前者可分为头联双胎、胸联双胎、腹联双胎、胸腹联双胎、臀联双胎等；后者可分为寄生胎、纸样胎、胎内胎等。

**1. 模型**

（1）模型 18-17　显示子宫内胎儿的正常体位，胎儿右侧可见脐带和胎盘。

（2）模型 18-18　显示子宫内孪生儿的正常体位，胎盘位于子宫底部。胎儿有各自的羊膜腔。

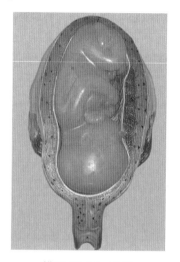 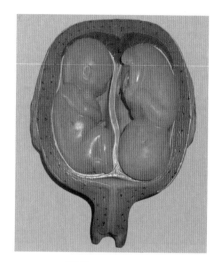

模型 18-17　单胎　　　　　　　　　　　　模型 18-18　双胎

**2. 浸渍标本**

（1）单卵孪生　孪生儿共用一个胎盘，各自拥有脐带（图 18-16）。

（2）对称性联体双胎　联体胎儿大小相仿、结构对称，但联接部位不同。可见胸腹联双胎（图 18-17、18-18、18-21）、头胸腹联双胎（图 18-19）、头联双胎（图 18-20）。

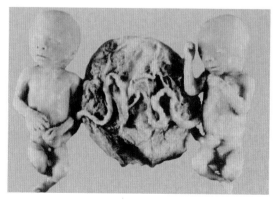 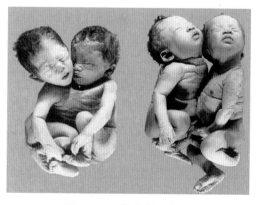

图 18-16　单卵孪生　　　　　　　　　　图 18-17　胸腹联双胎 -1

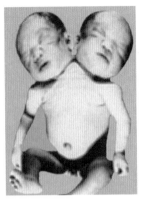
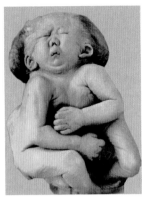
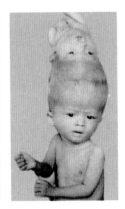

图 18-18　胸腹联双胎-2　　图 18-19　头胸腹联双胎　　图 18-20　头联双胎

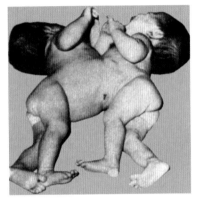
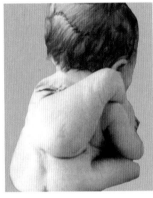
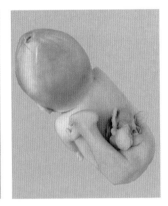

图 18-21　腹联双胎　　　　图 18-22　寄生胎（背部）　　图 18-23　寄生胎（骶尾部）

（3）不对称性联体双胎　联体胎儿发育不同步，大小差异大。图 18-22 所示寄生胎位于胎儿身体背部。图 18-23 所示寄生胎位于胎儿身体骶尾部，可见发育不良的肢体、毛发及其他组织成分。

## 三、示教内容

观察人胚发生发育过程的录像、图片及模型。

## 四、思考题

1.试述男、女生殖细胞发生的异同点。

2.试述受精卵的形态特征及形成的意义。

3.试述卵裂的特点。

4.试述桑葚胚与胚泡的不同点。

5.试述植入的正常位置，植入中的胚发生哪些变化。

6.试述植入后的子宫内膜发生哪些变化。

7.试述原条和脊索的形成及意义。

8.试述三胚层的形成及分化。

9.试述人胚第 8 周的外形特征。

10.试述胎膜和胎盘的组成、结构、发生来源及功能。

11.试述胎儿期的外形变化。

12. 何谓双胎、多胎、联胎？

13. 母体血循环与胎儿血循环各有何特点？

14. 何谓胎盘屏障？有何功能？

# 第十九章　胚胎学各论 ▷▷▷

## 第一节　颜面、口腔和颈的发生

### 一、实验目的

1. 了解颜面发生。
2. 了解腭的发生。

### 二、实验内容

#### （一）颜面的形成 (formation of the face)

颜面的形成与额鼻突、左右上颌突、已融合的下颌突及上述几个突起围成的宽大口凹密切相关。额鼻突下缘两侧局部外胚层增生，形成一对鼻板，鼻板中央凹陷为鼻窝。鼻窝两侧间充质增生隆起，分别形成内侧鼻突和外侧鼻突。颜面的形成是由两侧向正中方向发展的。左、右下颌突形成下颌和下唇。左、右内侧鼻突融合并隆起，形成鼻梁和鼻尖，其下缘还参与形成包括人中在内的上唇的正中部分。两侧的上颌突先后与同侧的外侧鼻突和内侧鼻突融合，形成上唇的外侧部、上颌及颊的上半部。外侧鼻突形成鼻翼和鼻外侧部。额鼻突形成前额并参与鼻尖和鼻梁的形成。

颜面发生模型（模型 19-1～4）：该套模型简要演示了颜面发生的过程。模型展现的是心上缘以上胚的结构，自腹面观察颜面发生的过程。

**1. 模型 19-1**　胚胎的头端可见一个额鼻突，两侧为第 1 对鳃弓分叉而成的左、右上颌突和

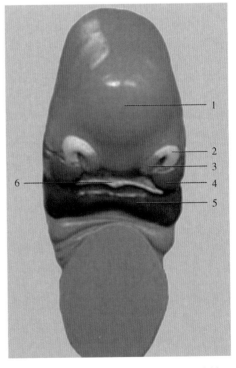

1 额鼻突　2 外侧鼻突　3 内侧鼻突　4 上颌突
5 下颌突　6 口凹

**模型 19-1　颜面发生（腹面观）**

已在中线愈合的左、右下颌突（深蓝色）。几个突起所围成的中央凹陷部分，称原始口腔或口凹（浅绿色）。在额鼻突下缘的两侧形成左、右鼻板，鼻板中央凹陷形成鼻窝，其两侧突起分别称内侧鼻突和外侧鼻突。

**2. 模型 19-2～4**　模型显示下颌突向中线愈合，形成下颌和下唇；左、右上颌突向中线生长，并分别与同侧的内侧鼻突、外侧鼻突愈合，形成上颌和上唇外侧部分。内侧鼻突形成鼻梁和鼻尖，以及人中和上唇的正中部分。外侧鼻突形成鼻翼和鼻外侧部。额鼻突形成前额并参与鼻尖和鼻梁的形成。鼻窝向深部扩展，形成原始鼻腔和外鼻孔。原本位于额鼻突外侧的眼的原基逐步转向前方并向中线靠拢。耳的位置也逐渐移向后上方。此时颜面已初具人形（模型 19-4）。

### （二）腭的发生（development of the palatine）

腭起源于正中腭突和外侧腭突两个部分，自人胚第 5 周开始，完成于第 12 周。左、右内侧鼻突融合处内侧面的间充质增生，向原始口腔长出一短小的突起，称为正中腭突，后演变为腭前部的一小部分。左、右上颌突内侧面的间充质增生，向原始口腔长出一对扁平突起，即外侧腭突。随着口腔变大和舌位置的下降，外侧腭突由舌的两侧上升到舌的上方，并在中线愈合，后演变成腭的大部。左、右外侧腭突的前缘与正中腭突愈合，形成完整的腭，愈合处仍残留一小孔，即切齿孔。之后，腭前部间充质骨化形成硬腭，后部为软腭。软腭后缘正中部组织增生形成一小突起，称腭垂（又称悬雍垂）。腭的形成分隔了原始鼻腔和原始口腔，形成了永久的鼻腔和口腔（见主教材图 19-4）。

### 三、示教内容

1. 观看颜面、口腔和颈发生的电教片。
2. 观看颜面畸形形成的电教片。

### 四、思考题

1. 试述颜面形成过程。
2. 试述唇裂、腭裂、面斜裂发生的原因。

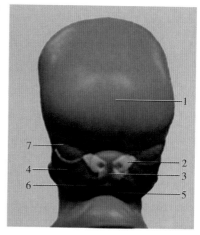

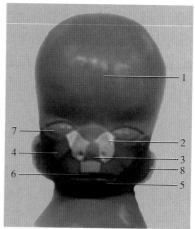

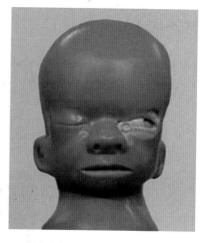

1 额鼻突　2 外侧鼻突　3 内侧鼻突
4 上颌突　5 下颌突　6 原始口腔
7 眼　8 耳

**模型 19-2～4　颜面发生（腹面观）**

# 第二节 消化系统和呼吸系统的发生

## 一、实验目的

1. 熟悉消化系统的发生、泄殖腔的分隔及可能出现的先天畸形。
2. 了解呼吸系统的发生及可能出现的先天畸形。

## 二、实验内容

消化系统和呼吸系统大多数器官来源于原始消化管。人胚第3~4周时，胚盘向腹侧卷折形成一圆柱形胚体。卵黄囊顶部的内胚层被包入胚体内，形成一头尾走向的纵行封闭管道，即原始消化管或原肠，为消化系统和呼吸系统的原基。从头端至尾端，原始消化管依次分为前肠、中肠和后肠3段。前肠与后肠的末端，分别以口咽膜和泄殖腔膜封闭。随后，口咽膜和泄殖腔膜相继破裂，原始消化管的两端与外界相通。

### （一）消化系统的发生（development of the alimentary system）

模型 19-5：为人胚胎第4~5周胚胎模型剖面观，可观察到胃、中肠襻、肝、胆囊、胰的发生及泄殖腔的分隔。

模型中可见胃的背侧壁形成胃大弯，腹侧壁形成胃小弯，中肠襻呈"U"形（黄色），突入到脐腔。肝憩室末端分为头、尾两支，头支形成肝脏（褐色），尾支形成胆囊（绿色）。在前肠末端靠近肝憩室处，内胚层上皮增生，形成背胰和腹胰（绿色）。后肠末端膨大为泄殖腔（胚体尾侧黄色部分），尿直肠隔（粉红色）将其分隔为腹侧的尿生殖窦和背侧的原始直肠。

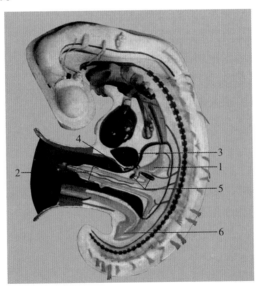

1 胃　2 中肠襻　3 肝脏　4 胆囊　5 胰腺　6 泄殖腔
**模型 19-5　人胚胎第 4 ~ 5 周胚胎模型剖面观**

## （二）呼吸系统的发生 （development of the respiratory system）

模型 19-6：为人胚胎第 4～5 周的咽囊及喉气管憩室腹面观，可观察到气管和肺的发生。模型中可见喉气管憩室与背侧的食管分开，末端形成左右肺芽，是主支气管和肺的原基。

## （三）常见畸形

**1. 消化管狭窄或闭锁**　参见主教材图 19-14。

**2. 肠管先天性畸形**　参见主教材图 19-15。

**3. 先天性脐疝**　图 19-1 中可见脐部有球形可复性肿物，肿物高出肚脐 3～4 cm。

**4. 气管食管瘘**　参见主教材图 19-16。

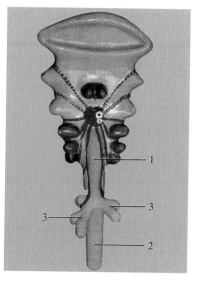

1 喉气管憩室　2 食管　3 左右肺芽
**模型 19-6　人胚胎第 4～5 周咽囊及喉气管憩室**

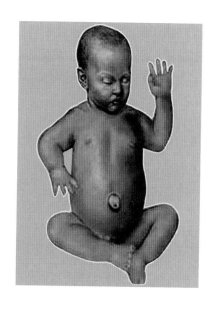

**图 19-1　先天性脐疝**

## 三、示教内容

1. 观看消化系统发生的电教片。
2. 观看呼吸系统发生的电教片。

## 四、思考题

1. 原始消化管分为哪几部分？各分化为哪些器官？
2. 消化系统发生时可能出现的畸形有哪些？其成因分别是什么？

# 第三节　泌尿系统和生殖系统的发生

## 一、实验目的

1. 掌握后肾的发生及可能出现的先天畸形。
2. 了解生殖腺的发生和生殖管道的演变。

## 二、实验内容

泌尿系统与生殖系统的发生有密切关系，其主要器官均起源于胚胎早期的间介中胚层，因此我们把这两个系统发生的内容合起来观察。人胚第 4 周初，体节外侧的间介中胚层头段呈节段性生长，形成生肾节，尾段细胞增生形成左右两条纵行细胞索，称生肾索。人胚第 4 周末，由于生肾索进一步增生，在腹后壁中轴两侧形成一对纵行隆起，称为尿生殖嵴。尿生殖嵴进一步发育，嵴的中部出现一纵沟，将嵴分为内侧细而短的生殖腺嵴，为生殖腺原基；外侧粗而长的中肾嵴，是肾原基。

### （一）泌尿系统的发生 (development of the urinary system)

模型 19-7：为人胚胎第 6 周的胚体尾侧模型剖面观，可观察后肾的发生。

模型中可见后肠末端膨大的部分为泄殖腔，中肾管（红色）向下通到泄殖腔。在通入泄殖腔前，中肾管的背外侧壁突起形成输尿管芽（红色），是输尿管、肾盂、肾盏和集合管的原基。包绕输尿管芽顶端的帽状结构为生后肾原基（褐色），两者共同组成后肾。

### （二）生殖系统的发生 (development of the reproduction system)

**1. 模型 19-8**　此模型为人胚胎第 11 周尾侧模型剖面观，可观察男性生殖腺的发生。

模型中显示生殖腺已分化为睾丸（白色），由于生精小管内的支持细胞分泌抗中肾旁管激素，抑制中肾旁管发育并使其逐渐退

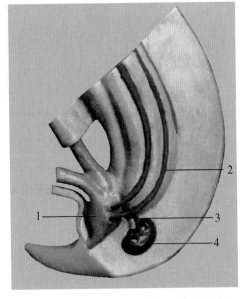

1 泄殖腔　2 中肾管　3 输尿管芽　4 生后肾原基
模型 19-7　人胚胎第 6 周胚胎胚体尾侧模型

化；同时睾丸间质细胞分泌的雄激素促进睾丸旁的十余条中肾小管和中肾管（红色）发育成男性生殖管道。

**2. 模型 19-9**　此模型为人胚胎第 11 周尾侧模型剖面观，可观察到女性生殖腺和生殖管道的发生。

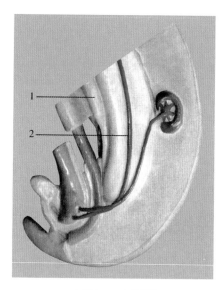

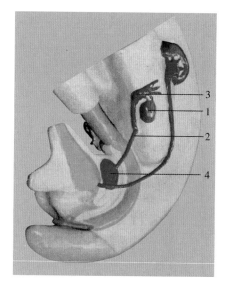

1 睾丸　2 中肾管
**模型 19-8　人胚胎第 11 周尾侧模型**

1 卵巢　2 中肾旁管　3 输卵管　4 子宫
**模型 19-9　人胚胎第 11 周尾侧模型**

　　模型中显示生殖腺已分化为卵巢，由于雄激素和抗中肾旁管激素的缺乏，中肾管退化，而中肾旁管继续发育，中肾旁管头段发育成输卵管，尾段左右融合在一起演变成子宫和阴道的穹窿部。

## （三）常见畸形

**1. 多囊肾**　参见主教材图 19-24A。

**2. 马蹄肾**　参见主教材图 19-24B。

**3. 隐睾**　人胚胎 7 ~ 9 个月时睾丸在下降过程中停留在腹腔或腹股沟管中，而未降入阴囊。隐睾多为一侧病变，图中示小儿右侧隐睾（图 19-2）。

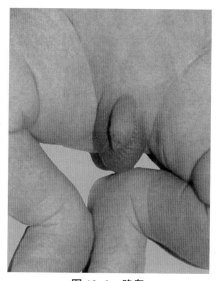

**图 19-2　隐睾**

### 三、示教内容

1. 观看泌尿系统发生的电教片。
2. 观看生殖系统发生的电教片。

### 四、思考题

1. 简述后肾的发生和演变过程。
2. 泌尿系统发生时可能出现的畸形有哪些？其成因分别是什么？

# 第四节　心血管系统的发生

### 一、实验目的

1. 掌握心脏内部的分隔。
2. 熟悉原始心脏的发生、心脏外形的演变。
3. 了解原始心血管系统的建立。

### 二、实验内容

（一）原始心血管系统的建立（establishment of the primitive cardiovascular system）

心血管系统由中胚层分化而来。由血岛演化为毛细血管和造血干细胞。胚体内外的血管及原始心管相互连通，形成最早的原始心血管系统，并于人胚第4周末开始血液循环。原始心血管系统包括胚体循环、卵黄囊循环和脐循环。心脏是这3个循环通路共同的动力中心。

图19-3：为早期人胚原始心血管系统发生示意图，从图上可分辨原始血管：一对心管；一对腹主动脉；六对先后发生的弓动脉；一对背主动脉；数对卵黄动脉；一对脐动脉；一对脐静脉；一对卵黄静脉；一对前主静脉；一对后主静脉。

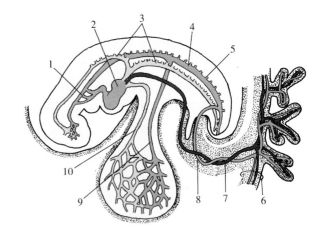

1 弓动脉　2 心管　3 前后主静脉　4 背主动脉　5 节间动脉
6 绒毛膜　7 脐静脉　8 脐动脉　9 卵黄动脉　10 卵黄静脉

**图 19-3　原始心血管系统发生示意图**

## （二）心脏的发生 (establishment of the heart)

心脏发生于口咽膜头侧的生心区。由于胚体的卷折，心管由围心腔的腹侧转至它的背侧，且左右心管逐渐融合成一条心管。最终，围心腔发育成心包腔。心管及心管周围的间充质演化形成心脏壁的各层结构。

心管各段生长速度不同，首先由头端向尾端出现心球、心室和心房三个膨大，随后在心球和心室间形成一突向右侧的弯曲，称球室襻，使心脏呈"U"形。进而心房和静脉窦移至心球和动脉干的后方并向两侧扩大，膨出于心球和动脉干两侧。此时心房和心室之间形成了环形房室沟和内腔狭窄的房室管。至此，心脏的外形已接近成熟心脏的外形。

心外形变化模型（模型 19-10～14）：主要显示由心管向心脏外形演变的主要过程。观察时先区分模型之头尾及背腹面，然后仔细观察心脏外形变化的过程。

**1. 模型 19-10**　示由头端向尾端依次出现的三个膨大即心球、心室和心房，之后在心房尾端出现一个膨大，即静脉窦。静脉窦的左、右两角分别与两侧的左、右总主静脉、脐静脉和卵黄静脉汇入。心球头侧为动脉干。

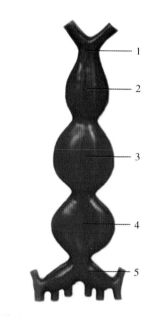

1 动脉干　2 心球　3 心室　4 心房　5 静脉窦
**模型 19-10　心外形变化 Ⅰ（腹面观）**

**2. 模型 19-11 和模型 19-12**　示心球与心室间形成弯曲，突向右侧，心管渐弯曲成一立体"S"形。心球渐转向背侧，心室渐向腹侧转位，心房转向背侧。随着心管的继续生长，心房转向心球与心室的左、背和头侧，心室转向右、腹、尾侧。

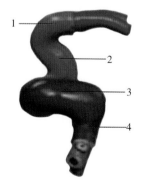

1 动脉干　2 心球　3 心室　4 心房
**模型 19-11　心脏外形变化 Ⅱ（侧面观）**

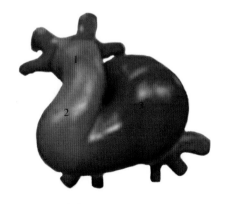

1 动脉干　2 心球　3 心室
**模型 19-12　心脏外形变化 Ⅲ（腹面观）**

**3. 模型 19-13 和模型 19-14**　心房向背、向头侧生长，心室向腹、向尾侧生长。心球则位于心房腹面，心房背面有食道。因背腹两侧均受限制，心房只能向左右两侧扩大，在心球两侧形成两个囊状的心房。

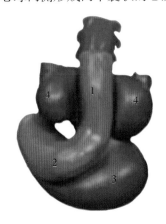

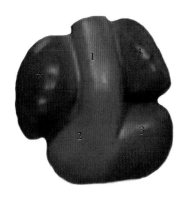

1 动脉干　2 心球　3 心室　4 心房
**模型 19-13　心脏外形变化Ⅳ（腹面观）**

1 动脉干　2 心球　3 心室　4 心房
**模型 19-14　心脏外形变化Ⅴ（腹面观）**

## （三）心脏内部的分隔（formation of the cardiac septa）

心脏内部分隔始于第 4 周，约在第 8 周基本完成。

**1. 房室管的分隔**　房室管背侧壁和腹侧壁的心内膜组织增生形成心内膜垫。两个心内膜垫对向生长，互相融合将房室管分为左、右房室管。房室管处的心内膜组织局部增厚，形成心瓣膜，左侧为二尖瓣，右侧为三尖瓣。

**2. 心房的分隔**　原始心房顶部背侧壁发生一个镰状薄膜，称第一房间隔，随着生长其下缘的两个侧角与心内膜垫融合，中间留有第一房间孔。在第一房间孔闭合前，第一房间隔中央穿孔形成了第二房间孔。

第 5 周末，第一房间隔右侧形成一较厚的新月形隔膜，称第二房间隔。第二房间隔与心内膜垫之间形成卵圆孔，恰与第二房间孔错位重叠。覆盖于卵圆孔左侧的第一房间隔称卵圆孔瓣。出生前，由于右心房的压力大于左心房，血液可冲开此瓣进入左心房；出生后，左心房压力增大，压迫此瓣封闭卵圆孔并与第二房间隔融合，形成了完整的房间隔。至此，左右心房完全分隔。

以下 3 个模型主要展示心房和心室的分隔。全套模型大部切去心脏的腹侧半，由腹面观察。

模型 19-15：示心房的头端背侧壁的正中线处发生的第一房间隔（浅蓝色）正在向心内膜垫（红色）的方向生长，其下缘与心内膜垫之间留有一孔，称第一房间孔。心室底壁心尖处正在发生肌性隔膜。

模型 19-16：示第一房间隔中央穿孔形成第二房间孔，同时其右侧的腹面形成新月形的第二房间隔（黄色）。第二房间隔遮盖第二房间孔，但在第二房间隔与心内膜垫之间仍留有一卵圆形孔，称卵圆孔，恰与第二房间孔错位重叠。

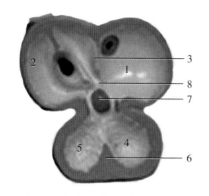 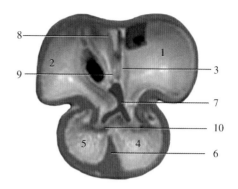

1 左心房　2 右心房　3 第一房间隔　4 左心室
5 右心室　6 肌性隔膜　7 心内膜垫
8 第一房间孔
**模型 19-15　心脏内部分隔 Ⅰ（腹面观）**

1 左心房　2 右心房　3 第一房间隔　4 左心室
5 右心室　6 室间隔肌部　7 心内膜垫
8 第二房间隔　9 卵圆孔　10 室间孔
**模型 19-16　心脏内部分隔模型 Ⅱ（腹面观）**

　　室间隔肌部上缘凹陷处与心内膜垫之间留有一孔，称室间孔。

　　模型 19-17：示此时心脏已发育完善，心房已分隔完全。右心房可见上腔静脉入口，左心房见四个肺静脉入口。

　　心室的分隔已经完成。室间孔由室间隔膜部封闭。

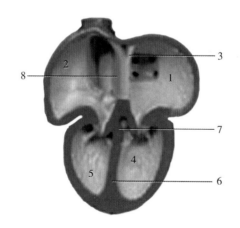

1 左心房　2 右心房　3 第一房间隔　4 左心室
5 右心室　6 室间隔肌部　7 室间隔膜部　8 第二房间隔
**模型 19-17　心脏内部分隔模型 Ⅲ（腹面观）**

　　**3. 心室的分隔**　第 4 周末，心室底壁组织发生一半月形的隔膜，向心内膜垫方向生长，后发育为室间隔肌部；至此隔膜的两个侧角与心内膜垫融合时，其上缘凹陷处与心内膜垫之间留有一孔，称室间孔（模型 19-16）。第 7 周末，室间孔由来自心球嵴、心内膜垫和室间隔膜部的间充质封闭，形成了室间隔的膜部。至此，完整的室间隔形成，左右心室完全分隔（模型 19-17）。

**4. 心球与动脉干的分隔** 第 5 周时，心球及动脉干的背、腹侧局部内膜组织增生，形成两条相对生长的螺旋走行的嵴，称心球嵴或动脉干嵴。两嵴愈合后形成一螺旋状走行的主动脉肺动脉隔，将动脉干和心球分隔成升主动脉和肺动脉干。

### 三、示教内容

1. 心脏的发生（电教片）。
2. 心脏内部的分隔（电教片）。

### 四、思考题

1. 试述血岛的发生和演变。
2. 胚胎早期建立了哪些血循环？
3. 原始心脏有几个部分？有几个弯曲？外形如何发生变化？
4. 试从房室管、心房、心室和动脉干和心球的发生过程来说明可能发生的畸形。

# 第五节  中枢神经系统和眼、耳及四肢的发生

### 一、实验目的

1. 了解神经管的早期分化。
2. 了解脊髓和脑的发生。
3. 了解眼的发生。
4. 了解耳的发生。
5. 了解四肢的发生。

### 二、实验内容

### （一）神经管的早期分化（early differentiation of neural tube）

神经系统起源于神经外胚层，由神经管和神经嵴分化而成。神经管分化为中枢神经系统的脑和脊髓；周围神经系统则来自神经嵴。

神经板由单层柱状上皮构成，称神经上皮。可分化为成神经细胞和成神经胶质细胞，继而分化为神经细胞和神经胶质细胞，在神经上皮外周由这些细胞构成了套层，原位的神经上皮则停止分化变成一层立方形或矮柱状细胞，称室管膜层。套层的神经细胞长出突起，伸至套层外与随之迁出的星形胶质细胞和少突胶质细胞一起形成边缘层（见主教材图 19–36）。

### （二）脊髓的发生（development of spinal cord）

神经管的尾段发育为脊髓。其管腔演化为脊髓的中央管，套层分化为脊髓的灰质，

边缘层分化为白质（见主教材图 19-37）。神经管周围的间充质分化成脊膜。

### （三）脑的分化 (development of brain)

神经管的头段分化为脑。人胚第 4 周末，神经管的头段形成三个膨大的脑泡，分别称前脑泡、中脑泡和菱脑泡。到第 5 周，前脑泡的头端发育成左右两个端脑，端脑向两侧膨大，以后演变为大脑半球；而前脑泡的尾端则形成间脑。中脑泡演化为中脑。菱脑泡演变为后脑和末脑，以后，后脑演变为脑桥和小脑，末脑演变为延髓。在脑泡演变的同时，神经管的管腔也演变为各部位的脑室。前脑泡的腔演变为左右两个侧脑室和间脑中的第三脑室；中脑泡的腔很小，形成狭窄的中脑导水管；菱脑泡的腔演变为宽大的第四脑室（见主教材图 19-38）。

### （四）眼的发生 (development of the eye)

眼的发生始于人胚第 4 周，主要由视杯、视柄、晶状体泡及其周围的间充质分化而成。

双层视杯发育形成视网膜。视杯的外层分化为视网膜的色素上皮层，内层分化为视网膜的神经层，先后分化出视杆细胞、视锥细胞、无长突细胞、水平细胞、双极细胞和节细胞等。

晶状体泡演变成晶状体。角膜上皮是在晶状体泡诱导下，由其相对的表面外胚层分化而成。角膜上皮后面的间充质分化为角膜其余各层。视杯周围的间充质分为内、外两层，外层较致密，形成巩膜；内层较疏松，并富含血管和色素细胞，形成脉络膜（见主教材图 19-39）。

### （五）耳的发生 (development of the ear)

人胚第 4 周初，菱脑两侧的表面外胚层增厚，称听板。随后其与表面外胚层分离，形成听泡。听泡逐渐演化形成背侧的前庭囊和腹侧的耳蜗囊。之后，前庭囊形成三个半规管和椭圆囊，耳蜗囊形成球囊和耳蜗管。至此，膜迷路形成，其周围的间充质形成骨迷路。

胚胎第 9 周时，第一咽囊末端形成鼓室，近端形成咽鼓管，顶端的内胚层上皮与第一鳃沟底的外胚层上皮及间充质共同构成鼓膜。鼓室上部的间充质分化为三块听小骨。第一鳃沟演变为外耳道。第一鳃沟周围的间充质增生，最终演化形成了耳郭（见主教材图 19-40）。

### （六）四肢的发生 (development of the limbs)

人胚第 4 周末，胚体左、右外侧体壁上先后出现一对上肢芽与一对下肢芽，随后上肢芽发育形成上臂、前臂和手，下肢芽发育形成大腿、小腿和足。肢体的手和足由扁平的桨板状，渐变为手板与足板并遂呈蹼状；至第 7～8 周，由于指（趾）线间细胞凋亡，蹼膜消失，手指和足趾形成（见主教材图 19-42）。

## 三、思考题

1. 试述神经管的发生和早期分化，说明可能发生的畸形。
2. 简述脊髓和脑的发生。
3. 简述眼的发生。
4. 简述内耳的发生。
5. 简述四肢的发生。

# 第二十章 先天性畸形 ▷▷▷▷

## 一、实验目的

了解几种常见先天性畸形的特征。

## 二、实验内容

观察人体常见的几种胎儿畸形标本。

### （一）唇裂（cleft lip）

唇裂是最常见的一种颜面先天性畸形，由于上颌突与同侧内侧鼻突未愈合所致，表现为人中外侧的垂直裂隙（图 20-1），多为单侧，也可见双侧唇裂；当唇裂合并人中发育不良时，则表现为宽大的上唇正中裂。

### （二）短肢畸形（phocomelia）

短肢畸形是四肢畸形的一种，表现为胎儿的上、下肢芽发育不良，四肢短小（图 20-2）。20 世纪 60 年代的"反应停事件"导致了大批短肢的畸形儿出生。

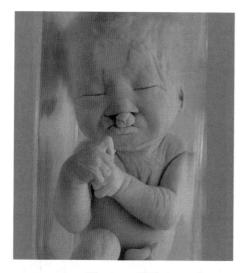

图 20-1　唇裂

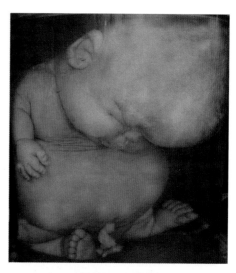

图 20-2　短肢畸形

## （三）内脏外翻（everted viscera）

人胚第 3 周末至第 4 周初时，胚盘左右两侧向腹侧包卷，由于侧中胚层的体壁中胚层发育不全或缺损，导致内脏全部外翻或部分外翻（图 20-3）。

## （四）无脑儿（anencephaly）

无脑儿是神经系统常见的先天性畸形，由于胚第 4 周时前神经孔未正常闭合引起所致，表现为脑组织很少，伴有颅骨缺失，常伴脊柱裂（图 20-4）。

## （五）脊柱裂（spina bifida）

脊柱裂是因胚胎第 4 周时，后神经孔未正常闭合所致，表现为脊柱背侧有多个椎骨缺损，出现一纵向裂沟，多见于下胸椎和腰、骶椎（图 20-5）。脊柱裂多与无脑儿同时存在（图 20-4）。

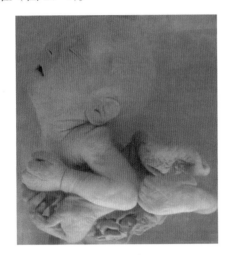

图 20-3　内脏外翻

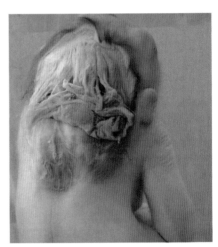

图 20-4　无脑儿

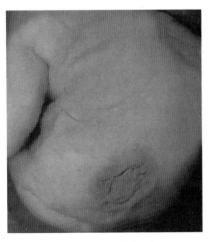

图 20-5　脊柱裂

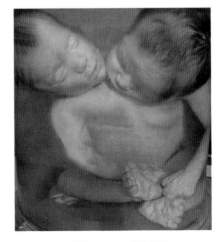

图 20-6　联体畸胎

（六）联体畸胎（conjoined monster）

联体畸胎是指两个胎儿身体的某一部位或几个部分相连在一起，主要由于一个胚盘形成两个原条时，各自诱导分化出的器官分离不完全所致。可表现为胸腹联（图20-6）、腹联、头联和臀联等，两个胚体可大小相仿（对称性）或大小悬殊（不对称性）。

## 三、思考题

1.试述先天性畸形的概念及发生原因。

2. 何谓致畸敏感期？

3.试述先天性畸形的预防措施。